Miss Calorie

Le régime libéré

L'excès nuit... mais tout le reste est permis !

Pour avoir accès à tout longtemps.

EDITIONS
LUC PIRE

Je remercie Madame Michelle Scafs pour
l'attention toute particulière apportée à
la bonne réalisation de ce livre.

à Caroline et Gilles,

Le régime libéré
par Miss Calorie

MARIE-CLAIRE COLYN
Diététicienne.
Consultations diététiques, régime personnalisé.
24, Square Bellevue
4052 BEAUFAYS
tel et fax : 003243686419.

Tournesol Conseils SA - Éditions Luc Pire
Quai aux Pierres de taille, 37-39
1000 Bruxelles
editions@lucpire.be
http://www.lucpire.be

Mise en page : ELP - Anouk Verlaine
Couverture : Delights sprl
Imprimerie J. Chauveheid - Stavelot

ISBN : 2-87415152-1
Dépôt légal : D/2002/6840/32

Table des matières

Avant-propos

Ce que Miss Calorie nous livre ici n'est pas un livre de recettes minceur, ou basses calories mais plutôt une autre approche – peut-être même un autre concept – de la manière de se nourrir.

Tout a été dit sur le sujet ? Non pas vraiment.

De ses longues années d'expérience de diététicienne en cabinet privé, Miss Calorie veut nous faire comprendre que « gérer » son alimentation ne fait pas de nous des frustrés, des condamnés à vie à la biscotte et à la feuille de laitue nature.

Bien au contraire ! Comme le cavalier qui veut aller loin doit ménager sa monture, nous devons ménager aussi notre corps.

Facile à dire, mais dans la vie de tous les jours, est-ce possible ?

Aujourd'hui notre société occidentale nous permet un niveau de vie élevé avec accès à tous les produits alimentaires. Face à cette abondance, Miss Calorie nous invite à réagir sainement et à séparer le bon grain de l'ivraie. Dire non à la facilité et ne pas devenir prisonnier de notre estomac.

Découvrir ou redécouvrir la saveur d'une cuisine de qualité nous place en position de force pour le long voyage de la vie. Pour nos enfants aussi pour qui nous serons un exemple.

Patrick Pierre.

La cote d'alerte d'obésité est dépassée !

Une épidémie mondiale d'obésité. Ce mot a été lâché le 12 juin 1997 dans un communiqué de l'Organisation mondiale de la Santé (OMS). L'excès de poids et l'obésité touchent plus de la moitié de la population adulte dans de nombreux pays. Le nombre de personnes grosses ne cesse d'augmenter. Cette tendance mondiale affecte aussi notre pays. D'après une récente étude du département d'endocrinologie de l'Université catholique de Louvain :

Un Belge sur sept est obèse, fréquence deux fois plus élevée qu'il y a 20 ans.

L'obésité se répand partout. Elle est là, présente déjà depuis longtemps dans les pays industrialisés, avec une constante tendance à la hausse (+ 8 % environ tous les 10 ans aux États-Unis). Mais aujourd'hui elle se répand aussi très rapidement dans les grands centres urbains des pays en voie de développement.

Introduction

Les livres et les revues regorgent de régimes et de conseils minceur. Et pourtant rien n'est gagné ! On est constamment condamné à vouloir maigrir. On n'échappe pas à la pression sociale qui nous veut minces, image de la jeunesse, d'une vitalité et d'une séduction assurée. On se jette encore et toujours sur le nouveau régime !

On aurait tendance à croire que maigrir, ce n'est pas si difficile, qu'il suffit de le vouloir vraiment, de choisir le bon moment et de s'engager à manger moins et plus léger ou de se lancer dans un programme exclusivement protéiné ou même dans une cure de soupes, d'infusions ou de bouillon de légumes.

Dans l'action, l'effort de privation semble surmontable et avec plus ou moins de facilité et de rapidité, les kilos commencent à disparaître. C'est le soulagement ! Dans cet état d'euphorie, on persévère sans trop de peine, mais une fois le résultat atteint, l'attention commence peu à peu à se relâcher et le naturel revient au galop. L'esprit n'en veut plus, les amis en ont marre de nous voir faire l'impasse sur les plaisirs de la table et de sa convivialité, la famille en quarantaine de bons petits plats nous les réclame. Et c'est la mise entre parenthèses qui nous menace et sauf efforts de volonté continuels, on est tous condamnés à grossir à nouveau un jour ou l'autre.

Alors pourquoi ne pas adopter dès le début un régime libéré, pour ne plus être prisonnier de notre estomac, pour être enfin délivré d'un appétit incontrôlable, d'une envie de manger, d'un désir de compensation qui nous obligent à nous affamer à certains moments, et à rompre carrément avec la nourriture et le plaisir de la table et aussi pour empêcher la réapparition d'un comportement compulsif et d'un échec supplémentaire.

Le régime libéré, c'est d'abord une méthode qui nous déconditionne du sucre et de la recherche systématique du goût sucré, afin de ne plus être poursuivi par cette envie qui nous menace sans relâche. C'est un passage obligé pour adopter un mode alimentaire sain, équilibré et tenable à long terme qui nous rendra libres de faire, quand nous le voulons, le bon choix.

Le régime libéré, c'est aussi un régime « style de vie » qui nous permet d'analyser personnellement notre comportement et de détecter tous les incitants à la prise de poids avec à la clé des ouvertures pour s'en débarrasser définitivement.

Le régime libéré, c'est enrayer une épidémie d'excès de poids qui touche toutes les générations.

Le régime libéré, c'est avoir accès à tout longtemps en élaborant un plan « capital santé » comme on gère un « capital pension » pour en profiter pleinement.

Le régime libéré, c'est aussi le tonus au quotidien avec 250 recettes réparties dans le planning de la semaine sous forme de menus complétés par une multitude d'équivalences.

Marie-Claire Colyn.
Miss Calorie.

Première partie :
Les sept principaux incitants à la prise de poids

/ 1 / La faute à l'américanisation des repas

Elle fait des ravages, même de ce côté-ci de l'Atlantique.

Les repas sont déstructurés et le grignotage s'installe sous forme de multiples prises de nourriture complètement déséquilibrées avec trop de graisses et de sucres. Le goût des aliments est uniforme, les habitudes alimentaires virent au fast-food, aux « salades repas », aux brochettes de viande vendues « sous vide », aux sandwiches « prêts-à-croquer », aux quiches, snacks et amuse-gueules « prêts-à-réchauffer », aux potages en boîtes et aux gratins ou plats cuisinés « sous vide ».

Tout fout le camp: les vitamines, les minéraux, la qualité et la fraîcheur ; la bonne cuisine préparée avec des ingrédients frais et de qualité ; les odeurs d'une cuisine relevée ou d'un plat mijoté qui vous donnent l'eau à la bouche et l'envie de prendre un repas sain et équilibré dans le calme, tous ensemble autour de la table.

Tout se perd: les saveurs, l'équilibre et les bases d'une cuisine au quotidien. Nos aliments passent du réfrigérateur au micro-onde et aboutissent sans aucun effort de mastication dans notre estomac. Nous mangeons sans même nous en rendre compte, seul, à toute heure, debout ou assis en

L'américanisation des repas.
Les sucres cachés.
L'excédent en sel.
Le mou.
La faute au temps.
Le stress.
La sédentarité

plein zapping. Nos achats sont expédiés et systématiques. Et nous nous étonnons de notre prise de poids et de notre manque de forme et de tonus ! Notre corps est un arbre enraciné dans un sol de moins en moins fertile. Il perd sa force et sa vitalité, tout simplement.

Du coup, on ne se dirige plus vers les rayons produits frais mais on préfère les rayons où l'on nous propose à prix forts des concentrés de tous les principes actifs que nous avons perdus dans les aliments.

Voyez à ce propos, les « health shops » qui s'implantent dans nos grandes surfaces.

/ 2 / La faute aux sucres cachés

Généralités

Ils ont pour but de nous ouvrir l'appétit pour nous pousser à manger davantage, et donc de consommer. Les sucres sont présenst partout, même dans les aliments où l'on ne soupçonne pas leur présence.

Les exemples ne manquent pas :

– Les charcuteries les plus maigres qui soient, conservées sous vide, en contiennent pour la plupart.

> Exemple : Filet d'Anvers pur bœuf emballé sous vide (ingrédients : viande de bœuf, sel, <u>sucre</u>, épices, oxydant E301, exhausteur de goût : glutamate de sodium, conservateurs E252, E250, arôme de fumée).

Acheter les charcuteries toujours à la découpe, c'est plus sûr.
Mais le risque n'est pas nécessairement écarté. Un « sirop de sucre » a été injecté dans certains jambons vendus à la découpe, pour raccourcir ou passer carrément l'étape du fumage car en chauffant il se caramélise et donne un goût particulier pouvant prêter à confusion.

On traque parfois injustement les graisses et on oublie les sucres cachés ajoutés de manière systématique par les fabricants. Comme effet de « trou normand » pour ouvrir l'appétit, il n'y a pas mieux !
Ils nous conditionnent insidieusement au goût sucré. L'envie nous poursuit sans relâche !

À l'achat, prendre le temps de lire la liste de tous les ingrédients et faire le tri.
Les légumes congelés non cuisinés, vendus séparément, n'en contiennent généralement pas.

– Les poêlées de légumes prêtes à l'emploi même si elles possèdent des vertus diététiques, ont aussi, à quelques exceptions près, du sucre ajouté dans leurs ingrédients.

– Les salades de thon en conserve dont l'ensemble des ingrédients pourraient s'intégrer facilement dans l'équilibre d'un menu contiennent aussi pour la plupart des traces de sucres.

Exemple : Thon conservé à la moutarde (ingrédients : thon, eau, poivrons rouges, cornichons, moutarde, carotte, huile végétale, lait écrémé, vin blanc, sel, épices et aromates, sucre, amidon modifié, épaississant : farine de guar).

Préparer une salade de thon avec du thon au naturel écrasé simplement avec un œuf cuit dur et un petit-suisse.
Ajouter du persil haché, du poivre de cayenne, du poivre noir au moulin, de la ciboulette ou une tige d'oignon émincée.
Améliorer selon le goût avec quelques lamelles d'olives dénoyautées, des petits dés de poivrons précuits ou de tomates bien fermes, des rondelles de cornichons au vinaigre.
Varier à la condition de ne pas rajouter des grains de maïs, des petits cubes d'ananas, de la pomme râpée, des cornichons aigres-doux et des petits oignons au vinaigre car ils contiennent des sucres cachés.
Faire de même avec du saumon rose ou rouge au naturel, des crevettes ou du vrai crabe.
Préparer le tout la veille pour que les saveurs se mélangent harmonieusement.

Il vaut mieux vérifier aussi la liste des ingrédients de la macédoine de légumes et de certaines variétés de moutarde.

– Il en va de même pour les mayonnaises allégées ou les sauces salade dressing. On chasse les graisses mais on y rajoute souvent un peu de sucre.

Exemple : mayonnaise allégée : (ingrédients : huile végétale, eau, vinaigre, moutarde, amidon modifié, sucre, protéine, sel, épices, conservateur E200, acidifiant, acide lactique, antioxydant EDTA, colorant, B carotène).

Choisir une mayonnaise « maison » et l'allonger avec de la crème allégée à 8 % de matières grasses ou un yaourt maigre pour réduire de moitié sa teneur en graisse.

– Les céréales proposées pour un petit déjeuner minceur en contiennent pour la plupart.

Exemples : Céréales pétales de riz et de blé complet (ingrédients : Grains de riz et de blé complet, sucre, gluten de blé, germes de blé dégraissés, poudre de lait écrémé, sel, extrait de malt, vitamines C, niacine (PP), B6, riboflavine (B2), thiamine (B1), folacine (B9), B12, fer.

– Certaines variétés de biscottes, de toasts ou de galettes « minceur » mentionnent aussi dans la liste des ingrédients, du sucre ajouté.

Exemple : Biscottes : farine de froment, sucre, levure, sirop de glucose, graisses partiellement hydrogénées, œufs, émulsifiants, E322, E470, sel.

– Même dans les plats cuisinés version light, on constate, que du sucre a été ajouté.

– Les soupes minutes, les sauces prêtes-à-l'emploi (cocktail, bolognaises, tomates), etc. ne sont pas toujours exemptes de sucres.

– C'est le cas également des plats cuisinés à base de riz, de pâtes, les pizzas fast-food, les tourtes, etc.

– Les cubes de bouillon de légumes ne sont pas à l'abri d'un supplément de sucre : sucre, fécule, oignon, poireau, carotte, extraits aminés végétaux, sel, glutamates et nucléotides, extrait de viande de bœuf, huile végétale hydrogénée, céleri, persil, poivre, laurier, clous de girofle. À l'achat, optez pour les cubes de bouillon de légumes 100 % végétal issu d'agriculture biologique : sel marin, extrait de levure, huile végétale, oignon, carotte, céleri, persil, arômes naturels et épices.

– On ne se méfie pas non plus assez des doses massives d'édulcorants, d'exhausteurs du goût ou d'arômes qui réveillent tout autant notre appétit. Le cerveau confond le vrai et le faux et réagit de la même façon. Il en redemande ! Et nous voilà de nouveau prisonniers de tout un système.

– Certains yaourts ou desserts lactés affichent la mention « light » mais n'informent pas de manière claire qu'ils contiennent de plus en plus d'arômes ou de fruits rajoutés et que seul, le pourcentage de graisse a été réduite.

– Il en va de même pour les diètes hyperprotéinées plus épatantes les unes que les autres qui, sous prétexte de faire maigrir avec plaisir, proposent toute une gamme de produits sans sucre ajouté mais aux parfums doux de vanille, chocolat, caramel, fraises, noisettes, orange, ananas et j'en passe. Toute une gamme édulcorée d'entremets, de boissons, de barres protéinées ou de biscuits pour les en-cas ou les petits creux entre les repas qui ne modifient pas votre comportement et qui rappellent en permanence le besoin d'une douceur sucrée.

Si vous faites la « chasse aux sucres », je vous défie de lire la liste des ingrédients des aliments sur les étiquettes. Il y a de quoi vous décourager !

/ 3 / La faute à l'excédent en sel

Trois à cinq grammes de sel suffisent à nos besoins quotidiens, alors que notre consommation dépasse largement les 20 g ! L'industrie alimentaire en use et en abuse. Sans compter son impact sur notre santé, il nous pousse à boire et à consommer davantage.

Préférez pour relever en douceur tous vos mets, le sel marin blanc non raffiné Bio qui a conservé ses oligo-éléments. Ne placez plus la salière à table. Relevez plutôt vos mets avec un juste mélange d'herbes fraîches aromatiques ou d'un bon dosage d'épices. Remplacez le poivre blanc qui brûle sur la langue par du poivre noir au moulin.

Les herbes aromatiques fraîches

Vous avez le choix entre le persil plat plus savoureux que le persil frisé simplement décoratif, le basilic, la coriandre, l'aneth, le thym, le romarin, la sauge, la ciboulette, la menthe, la citronnelle et l'estragon. Ces herbes peuvent facilement pousser dans des pots ou à même la terre à condition de bien les arroser et de les protéger du froid. Elles rehausseront la saveur de vos mets tout en limitant naturellement le recours au sel de cuisine. Elles seront source d'antioxydants précieux à plus d'un titre.

Exemple : un paquet de fromage en tranches nous montre dans sa composition 2,2 g de sel pour 100 g. Comptez la quantité de sel dans la gamme d'autres produits et vous serez surpris du total

Les vinaigres

Faites attention aux sucres cachés. Le vinaigre balsamique et de pommes en contiennent et ils ouvrent l'appétit. Procurez-vous du vinaigre de vin aromatisé aux noix, noisettes ou truffes. Ils relèveront agréablement l'assaisonnement de vos salades.

Découvrez aussi en magasin Bio le vinaigre de riz, le plus doux et le moins irritant. Sa fermentation est obtenue à partir d'un grain entier de riz. Son degré d'acidité est de 4,5° contre 6 à 7° pour le vinaigre de noix.

Intéressante également, la moutarde naturelle Bio : sans sucre ajouté, sans colorants, sans conservateurs, ou encore le shoyou (sauce de soja naturelle Bio), que vous préférerez au tamaris plus fluide et d'un goût moins fort. Ne confondez pas avec la sauce de soja du commerce classique qui est obtenue artificiellement en quelques jours à peine et qui comporte de nombreux additifs et des sucres cachés.

Pour aromatiser les potages, le pot-au-feu, les salades et l'eau pour les pâtes, le riz ou les légumes, sans utiliser les cubes de bouillon de légumes 100 % végétal, sans additif.

L'aigre-doux efface les particularités des aliments et de la cuisine. Il engendre l'uniformisation du goût pour en faire un standard du Nord au Sud, de l'Est à l'Ouest du globe.

Le conditionnement au sucre apparaît de plus en plus tôt

Les enfants sont immergés très jeunes dans une société de consommation où la nourriture est omniprésente avec ses distributeurs de litres de soda, de chips et de sucreries. Dans certaines salles de cinéma, ils se gavent de pop-corn vendu carrément dans des seaux en carton et ils en sortent pour se diriger tout droit vers un fast-food.

Pourtant, c'est dès l'âge de deux ans qu'il faudrait contrôler le développement du tissu adipeux. La période est déjà critique. Elle réapparaît de nouveau vers l'âge de 8 ans pour s'affirmer plus encore entre 12 et 14 ans. À cet âge, la multiplication des cellules graisseuses ne s'arrête pas si l'on n'y prend garde. Si on laisse faire, les cellules adipeuses seront si nombreuses qu'il n'existera peut-être plus aucun régime efficace pour en diminuer le nombre à la fin de la croissance.

Ce phénomène ne cessera d'empirer à l'adolescence, période pendant laquelle les habitudes des jeunes entre 14 et 25 ans se caractérisent par une déstructuration des repas. Ils mangent trop vite, trop de graisses et trop de sucres.

La cantine scolaire est remplacée par le mauvais sandwich bourré de calories que l'on avale en rue. Les enfants ne connaissent même plus le goût de l'eau. Ils préfèrent les sodas. Rentrés des cours, ils dévalisent le réfrigérateur ou l'armoire aux sucreries. Ils ne voient plus les parents cuisiner, n'aiment pas le poisson ni les légumes. Leur univers gustatif se restreint de plus en plus. Ils ne connaissent que les pâtes, la pizza, les hamburgers, les sandwiches fourrés d'une sauce mayonnaise avec un soupçon de crevettes, de surimi ou de poulet. C'est à peine s'ils apprécient encore un brie ou un vrai camembert. Ils sont toujours au stade du croque-monsieur qu'ils ne peuvent manger sans ketchup ou du fromage fondu à tartiner insipide, incolore et inodore.

Éveillez la curiosité de votre enfant au goût

N'en faites pas une génération de hamburgers, ketchup et cola!

Étonnez votre enfant. Organisez des repas « dégustation ».

Faites-lui goûter par exemple toute une série de petites portions de fromages avec différentes sortes de pain. En général, ils adorent ça. Faites un beau présentoir avec des petites bouchées.

Ne l'écœurez pas d'office avec de grosses quantités. Changez de goût aussi. Tranchez avec des olives, des petites portions de charcuteries préparées par des maîtres charcutiers. Faites uniquement confiance à la fraîcheur et à la qualité. Votre enfant ne s'y trompera pas.

Organisez ainsi des journées « tests ». Associez des goûts et des textures différentes. Passez par exemple de l'omelette aux champignons ou au fromage à l'omelette soufflée puis aux œufs brouillés avec pointes d'asperges. Osez même des découvertes gustatives comme le poulet au curry, un couscous aux légumes, un riz exotique ou un toast mozzarelle relevé de basilic frais. Initiez-le aux épices. Colorez le riz ou le poisson avec du safran ou du curcuma et relevez les plats progressivement avec toutes sortes d'herbes aromatiques.

Parlez à votre enfant de ce qu'il a dans son assiette et des sensations qu'il éprouve. Faites-le participer en cuisine mais ne lui apprenez pas systématiquement à cuire des pâtes, réchauffer une pizza surgelée ou préparer une simple mousseline minute. Ne lui proposez pas d'office de réaliser des desserts mais mettez l'accent sur une cuisine saine et équilibrée.

Réalisez avec lui une pizza ou une lasagne maison, une vraie purée de pommes de terre, une salade composée, un légume au gratin, des papillotes de poisson ou un hachis parmentier.

Faites de votre enfant un petit marmiton !

Jouez aussi sur les couleurs et apprenez-lui à apprécier les légumes et les fruits. Faites par exemple des épinards frais à la crème et des tomates cuites au four saupoudrées au préalable de parmesan, de poudre d'ail ou de lamelles de mozzarelle. Présentez des pousses de soja, des quartiers d'avocat, de la salade de chêne, des tomates cerises. Rajoutez dans ces salades un peu de feta ou du saumon fumé. Offrez-lui des salades de fruits frais variées et toutes sortes de milk-shakes aux fruits. Utilisez le moins possible de sucre pour ne pas le conditionner.

Proposez-lui aussi des aliments à « son échelle ». Combien d'enfants ont été dégoûtés par la viande parce qu'on leur coupait des morceaux beaucoup trop gros.

Ne forcez pas votre enfant à manger ce que vous lui aurez présenté, mais proposez-lui plutôt d'y goûter, sans le forcer. S'il y a refus, patientez car il peut très bien l'accepter naturellement la prochaine fois.

Mangez toujours avec vos enfants. Donnez l'exemple et surtout prenez le temps. Le repas doit rester convivial. Vous avez un rôle très important : lui transmettre le goût de la bonne nourriture. Le but, c'est de le placer en position de force pour le long voyage de la vie.

Avoir accès à tout longtemps : le déconditionnement

> Pour être libéré de toute dépendance, d'une faim ou d'une envie qui vous pourchasse sans relâche, il faut d'abord vous déconditionner pendant une période de 13 jours.

Le réflexe de Pavlov, vous connaissez ? Il s'agit de l'expérience du chien qui salive au son d'une clochette qu'on a fait tinter chaque fois qu'on lui présente de la viande. Le réflexe conditionné, c'est le réflexe provoqué en l'absence de l'excitant normal, par un excitant qui lui a été probablement associé.

Chez l'homme, le sucre appelle le sucre et pour certains, c'est « une drogue ». Même réaction, même besoin et même accoutumance en ce qui concerne les boissons au cola, au café, à l'alcool et au chocolat. On recherche l'effet dopant, on calme ses angoisses et son stress mais en revanche, on prend du poids.

Les sucres rapides et l'alcool ouvrent l'appétit. Les jus de fruits, les boissons à base de vin ou d'alcool avec ou sans sucre ajouté que l'on prend avant le repas stimulent l'appétit. Cette réaction trouve son explication au niveau de la centrale hormonale du corps : le pancréas. Célèbre entre toutes, l'insuline se comporte comme une clé qui fait entrer le contenu du bol alimentaire dans les zones à accumulation de graisses et chasse le sucre du sang (le glucose) pour qu'il pénètre lui aussi dans les cellules, dans le but de maintenir ou renouveler le glycogène musculaire (notre énergie « starter ») et assurer le stockage des graisses dans nos zones de réserve. L'insuline va donc abaisser la glycémie (le taux de glucose dans le sang) et aura l'effet direct et secondaire d'ouvrir de nouveau l'appétit. La boucle est bouclée. C'est le coup de pompe suivi d'une fringale et le plongeon vers d'autres sucreries ou boissons sucrées. L'effet de bien-être en sera immédiat mais de très courte durée car la présence du sucre ingéré métabolisé très rapidement en glucose dans le sang va immédiatement déclencher une réponse insulinique encore plus forte et le glucose sanguin va de nouveau se réduire et arriver à un seuil encore plus bas qu'au départ. L'apparition éventuelle d'une nouvelle baisse de la forme donnera l'envie de recommencer. Voilà le scénario type vécu à notre époque, orchestré par une consommation abusive de sodas, de sandwiches enduits de sauces aigres-douces ou de ketchup, de sucreries, de pop-corn bien sucré, de barres chocolatées, de boissons énergétiques et par une invasion progressive et vicieuse des aliments ou des préparations par du sucre dont on ne soupçonne pas nécessairement la présence. Normal, ça pousse à la consommation ! Pourcentage des ventes en progression... Rentabilité oblige !

Prenez le temps de lire les étiquettes et vous serez surpris de trouver mention de sucre dans la liste des principaux ingrédients. Le pancréas est mis à rude épreuve et le réflexe de Pavlov est sollicité au maximum. Le cerveau reçoit sans cesse l'information du goût sucré associé à un plaisir, un bien-être et à du tonus. Il peut même confondre à la longue le vrai du faux.

Si nous essayons de consommer moins de sucre, on pourrait nous comparer au fumeur. Au début, il diminue le nombre de cigarettes et choisit une nouvelle marque que l'on dit « extra light », croyant pouvoir à la longue s'en débarrasser. Erreur : il restera dépendant jusqu'au jour où il aura décidé de stopper complètement.

C'est exactement le même phénomène avec le vrai et le faux sucre. Tant qu'il n'y aura pas eu une période complète de sevrage, il y aura accoutumance et dépendance avec à la clé une prise de poids incontrôlable. Un abus d'édulcorants peut créer aussi la confusion et le cerveau peut réagir comme si on prenait un aliment réellement sucré. L'alcool provoque exactement la même sensation de manque et l'alcoolisme peut rapidement prendre le pas sur l'alcoolisation.

Pour retrouver les bases du régime libéré « style de vie », il faudrait à tout prix vous « déconditionner ». C'est un passage obligé si vous voulez adopter un mode alimentaire sain, équilibré mais tenable à long terme pour vous sentir enfin libre de faire le bon choix au bon moment.

Prenons un exemple. Un alcoolique sevré complètement d'alcool sait qu'il ne peut prendre le risque d'avaler une simple praline à la liqueur ou de consommer un steak flambé au cognac ou un poisson cuit dans du vin blanc sans risquer d'anéantir tous ses efforts. Il sait en effet que la moindre présence d'alcool peut « rallumer » en quelque sorte ses récepteurs et lui redonne l'envie, telle une pulsion incontrôlable, de boire à nouveau. C'est la même chose pour un fumeur qui a arrêté de fumer pendant des années. Il n'oserait pas rallumer une cigarette sans risque. C'est bien la preuve qu'il suffit d'un verre ou d'une cigarette pour retomber dans le vice.

C'est la même distance qu'il faudrait prendre vis-à-vis des sucres rapides et l'alcool, les premiers temps du régime, si vous voulez rompre toute dépendance.

Ce n'est pas la quantité de sucre qui rallumera la dépendance, il suffit d'un atome pour donner l'étincelle.

Si vous craquez à tout bout de champ en vous disant à chaque fois « ce n'est pas pour un verre de vin ou quelques mignardises ou ce petit morceau de chocolat pris en fin de repas qui feront l'affaire », alors préparez-vous à rester prisonnier d'un régime toute votre vie. Vous vous trompez sur toute la ligne. Vous perdrez peut-être du poids à l'arraché au début car vous diminuerez globalement les quantités mais vous les regagnerez aussi vite et plus encore avec un sentiment de frustration et de difficulté insurmontable. C'est comme un fumeur qui fume en cachette ou un alcoolique qui ne se l'avoue pas. C'est intenable. Il faut être réaliste et couper littéralement tout lien avec les sucres rapides (bonbons, sodas, ketchup, biscuits, chocolat, pâtisseries...) pendant une certaine période. Elle peut varier d'une personne à l'autre évidemment, mais elle peut tourner autour d'une période de 13 jours. Treize jours sans la prise de la moindre trace de sucres rapides et de boissons alcoolisées. Ce n'est vraiment pas insurmontable, il suffit de le vouloir.

Mais quand on pense sucre ou sucreries, on ne pense pas nécessairement aux fruits. Et pourtant...

Au départ, les fruits ne sont pas responsables d'une prise de poids, excepté si l'organisme, par

Le petit carré de chocolat pris juste après le repas ou le seul biscuit avalé sans vraiment s'en rendre compte suffit à produire l'étincelle qui rallumera toute dépendance.
Rien à voir avec la quantité. Il faut 13 jours de déconditionnement total si on veut se sentir libéré.

une consommation répétée d'aliments ou boissons sucrées, est conditionné. Quand il y a prise de poids, l'organisme réagit lui aussi comme celui d'un alcoolique. La moindre trace rallume des récepteurs et donne envie. Même dans les fruits : l'unique petit grain de raisin ou le quartier de pomme peut suffire à relancer l'envie. Il en sera de même pour tous les types de fruits pendant la phase de déconditionnement. La seule place qui leur sera réservée sans danger pour la ligne pendant cette période de sevrage sera le petit déjeuner, s'ils sont pris à jeun ou après la première tartine si l'on craint des aigreurs, mais à condition de terminer le repas avec un aliment non sucré et protéiné une tranche de fromage, pour ne pas réveiller le réflexe de Pavlov et pour abaisser l'index glycémique. La place du fruit en première ligne aura aussi comme avantage d'assurer un meilleur transit intestinal et donnera un petit coup de tonus matinal par sa richesse en vitamine C. La prise de la ration de fruits au petit déjeuner ne bloquera pas le processus de la perte de poids car le repas du matin ne sera pas perçu comme un repas superflu. Bien au contraire, l'organisme l'utilisera complètement pour ses besoins.

Après la phase du déconditionnement : retenir le chiffre 3

3 heures avant et après le repas (De préférence l'après-midi)

Après cette période de 13 jours, il faudrait que vous pensiez à dissocier les sucres et l'alcool car ce sont les deux clés qui ouvrent le mécanisme de la sécrétion d'insuline par le pancréas provoquant le stockage des kcal de votre repas et leur fixation sous forme de graisses avec pour mission de vous ouvrir l'appétit. C'est une notion élémentaire facile à comprendre et à retenir dès qu'on a constaté l'utilité du trou normand – alcool ou sorbet – proposé entre deux plats d'un menu gastronomique dans le but de redonner de l'appétit pour la suite. Réponse immédiate mais bonjour les kilos repris le lendemain !

Pour perdre du poids, il faut alléger et équilibrer son alimentation mais surtout attendre 3 heures après le repas avant de consommer sucres et alcool et laisser à nouveau passer le même délai avant d'attaquer le repas suivant. En d'autres termes, il ne faut pas terminer son repas de midi par des aliments sucrés mais on doit attendre 3 heures avant de prendre le dessert. La même règle vaut pour le fruit, en sachant qu'un fruit de grosseur moyenne (la pomme par exemple), vous apporte déjà une moyenne de 17 g de glucides (ce qui représente l'équivalent de 3 morceaux de sucre et demi).

Si à la fin d'un repas convivial entre amis, vous vous sentez obligé de présenter le traditionnel dessert sucré, alors donnez votre préférence aux fruits rouges tels que les fraises, les framboises, les mûres, les myrtilles, les groseilles rouges dont la teneur en sucre est nettement plus réduite par rapport aux autres fruits avec un pourcentage en fibres plus élevé, ce qui aura comme double avantage d'abaisser encore l'index glycémique. Il en sera de même pour la pastèque et le melon Galia ou espagnol, le Cavaillon étant plus sucré !

Ceux qui préfèrent le chocolat en fin de repas choisiront le chocolat édulcoré au maltitol. Le maltitol n'a qu'une valeur énergétique de 2,4 kcal/g, presque 40 % de moins que le sucre. Il a surtout

> Une astuce pour « consommer » chocolat, fruit, pâtisserie ou glace… et donc se faire plaisir une fois de temps en temps : il faut attendre trois heures après le repas et ne prendre le suivant que trois heures plus tard.
> *Les calories* seront là, mais elles ne vont pas s'additionner à celles du repas. On ne maigrira pas mais on ne grossira pas non plus.

l'avantage de se décomposer très lentement dans le tube digestif sans avoir besoin d'insuline dans le processus.

Mais si vous ne voulez pas prendre le risque de retomber dans le piège du sucré ou de l'édulcoré, présentez plutôt d'excellents fromages, sans être obligé de ne choisir que des fromages allégés.

Pas 3 jours de suite

Quand on touche de nouveau au sucré, on risque d'y reprendre goût et de rallumer un besoin qui emprisonne à nouveau dans un lien de dépendance plus fort que la volonté et la motivation de perdre du poids.

Trois jours de déconditionnement suffiront pour perdre ce qui a été repris après un repas dégusté en toute convivialité.

Alors, si vous voulez vous faire plaisir une fois de temps en temps et rester libre face au choix, il ne faudra plus y toucher les 3 jours suivants pour ne pas prendre le risque d'être de nouveau reconditionné. En 3 jours à peine, si vous n'y prenez garde, vous risquez de retomber dans une dépendance incontrôlable et retrouver un appétit qui ne vous lâchera plus.

Dans l'action, ce ne sera pas insurmontable. Le premier jour, peut-être, vous pourriez vous sentir frustré, obligé de toujours tout contrôler, d'être en quelque sorte en régime permanent. Dites-vous que vous n'avez pas le choix. Le deuxième jour vous semblera plus facile et dès le troisième jour, vous aurez déjà repris naturellement le rythme et oublié la difficulté.

Suivre un régime, c'est aussi se programmer, « garder » le plaisir du restaurant et des repas pris en toute convivialité. Il faut aussi se réserver des moments de relâchement. Les soupapes sont nécessaires pour pouvoir maintenir son rythme et suivre les principes de base à la lettre. On risque de s'en éloigner insensiblement, si l'on se refuse tout plaisir avec comme conséquence un sentiment de réelle frustration face aux résultats obtenus.

Trois jours pour faire oublier cette petite remontée, ce n'est pas si terrible que ça ! Il faut l'assumer intelligemment. Si vous avez vraiment eu du plaisir, dans ce cas, acceptez cette remontée du poids et continuez votre régime sans relâche. Si après réflexion, vous n'avez pas eu autant de satisfaction que vous l'imaginiez, à vous d'en retirer la leçon et d'essayer de mieux vous contrôler la prochaine fois.

Avoir accès à l'apéritif, au vin ou à la bière

Il est évident que tout le monde n'est pas astreint au régime strict. Alors je préconise d'abandonner l'apéritif qui pénètre dans l'estomac vide en provoquant une sécrétion massive d'insuline.

Au contraire, si vous prenez, avant de passer à table, un citron pressé, un « Perrier » citron ou un jus de tomate *(bien vérifier la liste des ingrédients car certaines variétés de jus de tomate peuvent contenir aussi du sucre),* vous pourrez vous servir une bonne bière ou un très bon vin en mangeant. Au préalable, buvez toujours deux grands verres d'eau et attaquez votre repas avant d'entamer votre premier verre de vin. L'alcool sera mêlé au bol alimentaire et sa migration dans la circulation sanguine en sera assez ralentie pour ne générer que très peu d'insuline.

Mais ne buvez pas de la bière ou du vin quotidiennement car vous aurez après trois jours perdu le bénéfice du déconditionnement. Buvez de l'eau dans la semaine et réservez-vous pour un repas d'exception une fois par semaine, mais évitez toujours de banaliser et de boire n'importe quelle bière ou n'importe quel vin en toutes occasions et, pire encore, au quotidien. Apprenez à gérer ce moment et vous en retirerez un double bénéfice : celui de ne pas anéantir vos efforts alimentaires de toute une semaine tout en vous réservant un moment d'exception et de plaisir, libre face au choix.

Après le délai des 13 jours, la coupe de champagne brut est généralement bien tolérée à l'apéritif ou au cours d'un repas. Sa fraîcheur et ses bulles vous obligeront naturellement à avaler de très petites gorgées à la fois, ce qui abaissera la montée glycémique.

Ma liberté… et l'alcool

Si le verre d'alcool s'installe petit à petit dans vos habitudes, il n'y a qu'un pas entre la simple consommation d'alcool et l'alcoolisme proprement dit. Si vous vous servez trop régulièrement, en fait quasiment chaque jour, votre apéritif ou encore du vin à table, de la bière spéciale, du whisky…, vous ne souffrez pas, en réalité d'alcoolisme mais « d'alcoolisation ». Vous êtes en danger, car il n'y a pas de seuil de consommation d'alcool sans risque, et votre comportement devrait vous inquiéter, si vous n'êtes plus libre de vous en passer complètement pendant 13 jours au moins. Si vous cherchez tous les prétextes en invoquant vos repas d'affaires, votre vie sociale, le plaisir et le besoin réel de décompresser, vous auriez sûrement intérêt à sectionner radicalement ce lien de dépendance : il s'est installé sournoisement, petit à petit. Tout est mental. Même si vous n'avez pas vraiment le moral pour l'instant, vous devez changer radicalement votre comportement. Buvez de l'eau, choisissez un apéritif non alcoolisé et non sucré (jus de tomate, citron pressé…) ou une boisson sans alcool et sans sucre (Schweppes light additionné d'un jus de citron frais servi sur glace, en long drink, boisson au Cola light, bière blonde sans alcool, eau gazéifiée et tranches de citron…).

Si vous pouvez tenir 13 jours sans alcool sans en souffrir, c'est que vous n'êtes pas sur la pente de l'alcoolisme.

/4 / La faute au mou !

Manger un repas avec des produits frais, de qualité et bien cuisinés.
Manger aussi un bon pain aux grains entiers fabriqué par un artisan boulanger avec un bon fromage du terroir et une bonne bouteille de vin. Quel bonheur !
On déguste de bons vins et de bons fromages mais on n'en prend pas tous les jours. On sélectionne.
Le chocolat, on adore. Et pourquoi devrait-on se retenir d'en manger avec une bonne tartine au petit déjeuner ? Une fois de temps en temps, cela n'aura aucune conséquence.
Mais si on le fait tous les jours, c'est « foutu ».
L'excès nuit... mais tout le reste est permis. Pour avoir accès à tout longtemps.

On refuse ce qui est dur et que l'on doit mastiquer. On ne recherche que le mou ! Le fast-food est mou, les sandwiches et les plats cuisinés n'ont aucune consistance.

On se rue vers les plats cuisinés sous vide et surgelés, les poêlées de légumes de toutes sortes et une cuisine asiatique « prête-à-être-consommée » mais qui a perdu toute son authenticité. C'est la progression des chiffres de vente dans le domaine des surgelés qui les positionne en première place, suivis des boissons non alcoolisées (sodas, jus, limonades...) et des chips.

On recherche des mets qui ne demandent aucun effort de mastication. Avalés en une minute, ils ne restent plus sur la langue, la sensibilité disparaît et tout devient insipide. Ils descendent tout seul dans l'estomac et on en redemande car le plaisir est absent.

Avec le processus de rassasiement, le goût travaille en synergie. Prendre le temps de manger, c'est découvrir ou redécouvrir toute une palette de saveurs. Si nous sommes comblés, nous n'aurons plus envie de nous resservir ni de compenser un manque par toutes sortes de grignotages qui annuleront tous nos efforts en quelques secondes.

Tout se passe obligatoirement dans la bouche. Il faut broyer et mouiller de salive.

Broyer pour que tous les sucs digestifs présents à chaque étape de la digestion puissent agir en pénétrant entièrement dans l'aliment.

Mouiller de salive pour digérer les sucres lents présents essentiellement dans les sandwiches, les pâtes, le riz, les pommes de terre, les légumineuses et tous les autres féculents.

C'est la salive qui fait tout le travail. Elle coupe les longues chaînes d'amidon en dextrose puis en maltose afin de faciliter le travail relayé par les sucs digestifs déversés dans le duodénum et l'intestin grêle. Dans l'estomac, le milieu acide bloque son action. C'est ce qui explique bien souvent l'apparition gênante d'un ballonnement, d'une flatulence, d'un état de fatigue et d'un goût désagréable qui reste dans la bouche pendant des heures si on oublie cette première étape essentielle.

La fonction crée l'organe.

Les papilles gustatives s'atrophient.

Les os des mâchoires se rétractent et les problèmes liés à l'orthodontie apparaissent inévitablement.

/5 / La faute au temps !

Surtout ne plus perdre du temps pour cuisiner.
On a mille autres choses à faire de plus important.
On court sans cesse après le temps.

Ne jamais partir l'estomac vide et prendre tous les jours un petit déjeuner bien équilibré. Nous imposer des horaires de repas précis

Plus le temps de presser les oranges au réveil ! On ne boit que des jus en bouteille. La vente de toutes ces boissons explose littéralement.

Il faut acheter tout préparé, vite cuit et vite mangé. Et que fait-on le reste du temps ? On chasse l'ennui en grignotant. On n'a même plus envie de bouger et une baisse d'énergie subite nous accable. La déprime apparaît et on se console en mangeant du chocolat ou en buvant quelques verres de vin, histoire de décompresser et de remonter la pente. Et la boucle est bouclée. Chaque soir, c'est le même scénario.

Cuisiner ne devrait plus être synonyme de corvée mais plutôt d'anti-stress, une manière de communiquer et de transmettre des goûts et des valeurs. Quelques minutes suffiront pour préparer un repas savoureux et équilibré. Quel bonheur alors de s'asseoir et de se laisser envahir par le fumet d'une cuisine de qualité et d'éprouver un état de bien-être et de bonne humeur !

/6 / La faute au stress !

Apprenons à le gérer.

Le stress est le partenaire intime des kilos en trop. Prenons du temps pour nous. Apprenons à nous relaxer avant de manger. Mangeons dans le calme. Réveillons nos sens. Concentrons-nous sur les saveurs et les couleurs. Soignons la présentation. Dressons-nous une belle table. Notre sentiment de satiété viendra plus rapidement.

Cuisiner, boire et se nourrir avec raffinement, c'est tout un art de vivre. Si on reste actif, on ne pensera pas à manger ou à boire n'importe quoi et on positive !

Dans notre vie professionnelle, dans nos études, dans certains événements de notre vie, nous devons avoir à tout prix un « capital forme ». L'alimentation et l'hygiène de vie sont assurément des facteurs de réussite.

Tout d'abord, il est important de ne jamais partir l'estomac vide, et prendre tous les jours un petit déjeuner bien équilibré. Nous nous imposerons des horaires de repas précis que nous respecterons scrupuleusement, même si nous pensons ne pas avoir vraiment faim à ce moment-là.

Il faut toujours anticiper car la faim ne se limite pas à une impression d'estomac vide ou rempli. Si nous oublions de manger à heures régulières, nous risquons d'office une baisse de glycémie qui ira de pair avec une baisse du rendement intellectuel et du tonus. Il nous faudra beaucoup plus de temps pour récupérer et nous allons traîner une fatigue et un manque d'énergie tout au long de la journée. Nous allons tomber dans le piège des sucreries ou du chocolat sous prétexte de nous redonner un bon coup de fouet. Alors, en quelques minutes, tout peut y passer, sucré, salé, tout ! un plein en calories qui va anéantir notre vigilance puis nous saper le moral au lieu de nous requinquer... avec, comme conséquence des kilos repris.

On confond souvent activité et agitation. Nous pouvons être sous la pression du rendement, des horaires et de mille autres choses à accomplir en une journée sans pour autant nous agiter, nous disperser et vivre dans un état de stress permanent. On ne fait plus la pause relax le midi, on néglige tellement notre alimentation que des carences manifestes en vitamines, en oligo-éléments essentiels déteignent un jour ou l'autre sur notre humeur et sur notre façon de gérer notre vie.

Nous compensons visiblement notre tension intérieure en grignotant n'importe quoi à n'importe quelle heure, et le soir nous ingurgitons un repas copieux, arrosé d'une bonne dose de vin ou de bière, histoire de décompresser un maximum. Et le lendemain c'est l'éternel recommencement.

Alors, comment ne pas s'étonner si nous ressentons des troubles du métabolisme, des migraines, des troubles du sommeil, des troubles intestinaux, un excès de poids et une tension élevée, le tout couronné par un mal de vivre, une humeur triste et une impression de fatigue continuelle ? Sans effort et sans une remise en question, la solution miracle n'existe pas. Notre situation pourrait même s'aggraver.

Faire une pause le midi et se mettre « en pilotage automatique », ne pas se laisser surprendre par le téléphone, les collègues qui parlent constamment « boulot », ou par toutes ces agressions qui ne nous laissent aucun répit. Isolons-nous quelques minutes si nous en ressentons le besoin et profitons-en pour nous oxygéner un peu.

Libérer le stress en choisissant de nouveau une discipline sportive : voilà sûrement une bonne piste pour aider à retrouver bien vite un meilleur équilibre physique et psychique.

Plus vous mangerez entre les repas, plus vous aurez faim, et plus il vous sera difficile de ne rien manger par la suite. En effet, votre estomac s'habituera à être plein en permanence et réclamera dès qu'il sera vide. Si vous allez vers les sucreries, vous installerez une dépendance en ouvrant systématiquement votre appétit, croyant, à tort, pouvoir le calmer. Vous vous « baxtérisez » sans cesse et vous ouvrez constamment votre appétit pour la suite.

Pensez à la terrible efficacité de l'apéritif et du trou normand ! Même but et même effet.

Si vous avez pris cette mauvaise habitude, il vaut mieux la casser net tout de suite et manger « juste » le matin et le midi, pour vous permettre de mieux tenir jusqu'au soir.

Si vous pensez avoir faim, dites-vous qu'il n'est pas encore l'heure de manger. Buvez deux grands verres d'eau et pensez à autre chose. Ne fixez pas votre esprit sur cette envie irrésistible de vous mettre quelque chose sous la dent. Mettez votre pensée au « placard ». Votre envie va disparaître et l'heure du repas sera là, tout naturellement.

/7 / La faute à la sédentarité !

Elle est placée au premier rang
des maux responsables des excès de poids graves.

Des milliers d'enfants passent des soirées entières avachis devant la télévision. Beaucoup trop de jeunes détestent se mouvoir. On intercepte l'enfant dès sa sortie de l'école et on joue le taximan en permanence pour le conduire aux activités « extra-scolaires ». L'enfant ne sait plus marcher ni prendre son vélo autrement que pour s'amuser.

Celui qui présente une surcharge pondérale vers l'âge de 7 ans doit être pris en charge, sinon il risque de conserver des problèmes de poids. S'il devient obèse à l'âge de 10 ans, il risque de ne plus pouvoir se débarrasser ultérieurement de tous ses kilos superflus.

Les années 2000 seront encore plus exigeantes. Elles ne feront pas de cadeau si le corps et l'esprit ne sont pas au « top » de la forme. Vivre cette nouvelle ère en harmonie, c'est résister au stress, gérer les changements, y croire et combattre. Il y a dans tous les domaines une place pour chacun. Mais, il faut la prendre et ne compter que sur soi, son énergie, sa volonté, ses capacités et sa résistance.

Les époques et les mentalités changent et il vous faudra encore être plus armé physiquement et mentalement pour vivre toutes ces années avec bonheur et sérénité. Il ne suffit pas d'en avoir les outils, il faut encore pouvoir les utiliser et en avoir la force et l'envie.

On vit une époque où les parents offrent financièrement un maximum de possibilités à leurs enfants. Des sacrifices financiers seront généralement consentis pour l'aménagement d'un espace bureau, l'achat d'un ordinateur, la connexion sur Internet, le paiement de stages de formation et de spécialisation de toutes sortes avec une ouverture vers les loisirs et les activités sportives.

Rien ne manque au tableau des clés de la réussite et de l'épanouissement personnel de chacun : la vidéo, la chaîne hi-fi, le VTT, la raquette de tennis, les rollers, les sports d'hiver, les vacances au soleil, le week-end à la mer, le GSM, la coiffure et les vêtements branchés.

Il vaut mieux prévoir que prendre un tel risque.

C'est ce que l'on aurait tendance à croire ! Et pourtant, toutes ces offres seront inutiles à long terme, si un état fondamental manque à l'appel : « un esprit sain dans un corps sain ».

Aménager un espace « hygiène de vie et équilibre alimentaire » ?

La plupart n'y pensent même plus. Ils ne veulent plus perdre du temps à cuisiner et acheter équilibré. Ils ne veulent plus, ne savent plus et en ont perdu le réflexe, l'habitude et les repères. Normal, ils n'ont jamais appris et leurs parents ont négligé et abandonné toutes ces valeurs au fil des années. Ils n'achètent que des produits transformés, cuisinés, que l'on réchauffe en quelques secondes, histoire de remplir à heures régulières un estomac qui crie famine, ou de compenser le stress, de satisfaire sa gourmandise, de combler les moments creux et d'occuper les espaces publicitaires des « soirées télévision ». par toutes sortes de grignotages bourrés de calories vides.

Le résultat prendra différentes formes selon les cas : il apparaîtra brutalement sous forme de fatigue, d'émotivité, d'agressivité, d'épuisement, de manque de combativité, d'allergies à toutes sortes de produits, d'un état dépressif et d'une prise de poids, avec finalement comme conséquence toute une série d'échecs dans la vie de tous les jours entraînant une perte de confiance et un abandon de soi. Ce piège, on pourrait y tomber sans vraiment s'en rendre compte.

C'est pourtant simple à comprendre.

Imaginez une belle serre, bien orientée, avec de magnifiques plantes. Tout y est réuni pour obtenir un magnifique jardin d'hiver. Vous avez dépensé beaucoup d'argent pour créer cet espace.

Mais vous n'enrichissez pas la terre en éléments nutritifs et vous oubliez de l'arroser régulièrement. Vous imaginez la suite : vos plantes ne résisteront pas et vont petit à petit retomber, faner et mourir. Elles avaient pourtant tout l'espace nécessaire pour se développer en beauté et en vitalité.

Votre corps et votre esprit subiront le même déclin si vous négligez les apports de principe. Inutile alors de miser sur tous les moyens techniques et matériels pour mettre toutes les chances de votre côté si vous les privez par ignorance ou par manque d'intérêt de la nourriture essentielle pour vivre et s'épanouir. Apportez à votre organisme tous les éléments nutritifs indispensables à son développement et à sa résistance physique et mentale grâce à une hygiène de vie qui le préparera à vivre pleinement une nouvelle époque encore plus exigeante. Être au top de la forme, c'est prendre un bon départ mais c'est aussi le maintenir et le consolider au fil des épreuves.

On n'a qu'une vie !

Vivre un quatrième âge sans interdits. C'est pas beau ça !

Il n'est jamais trop tard pour réagir !

Vous faites bien un plan d'épargne pension pour assurer un confort matériel de vos « vieux jours », alors pourquoi ne pas envisager un plan d'épargne – capital santé – pour le confort physique ?

Quand on parle de kilos en trop, on traduit cela par un problème esthétique en rapport avec la silhouette, la mode et le regard des autres. Mais on oublie qu'une surcharge pondérale, c'est aussi un travail cardiaque supplémentaire inutile, que cela peut être un taux de cholestérol trop haut qui augmente dès la quarantaine les risques d'infarctus avec toutes ses conséquences.

Imaginez votre médecin vous annonçant son diagnostic ; « trop de cholestérol... va falloir adapter votre alimentation... « Bonjour le régime sans sel, les poissons cuits à l'eau et la nourriture insipide ! Vous venez de dire adieu au plaisir de manger.

Avant d'en arriver là, si vous vous prenez en charge, cela voudra dire que vous pourrez toujours prendre un apéro avec des amuse-gueules, apprécier un vin, penser à faire un bon barbecue et échanger entre amis les adresses de bonnes tables... et tout cela jusqu'au 4e âge.

À vous d'en user sans abuser pour y avoir accès pendant très longtemps. L'excès nuit mais tout le reste est permis !

Besoin de mouvement

Il n'est jamais trop tard pour s'y mettre !

Une demi-heure de marche quotidienne couplée d'une bonne respiration, c'est, pour certains d'entre vous, tout un programme. Mais c'est déjà une excellente activité. Il ne s'agit pas de rechercher l'exploit, surtout au début ni de s'imposer une souffrance physique obligée. Après une journée de tensions, il est inutile de se stresser davantage et de se faire mal. Tout mouvement doit procurer du plaisir si on veut y adhérer vraiment.

Vous avez un vélo d'appartement ? Pourquoi ne pas pédaler l'équivalent de 10 km tous les jours à votre cadence ? Cela va vous prendre tout au plus 25 minutes. Tout le monde peut caser cela dans un emploi du temps journalier. Si ce n'est pas votre cas, il faudrait revoir d'urgence votre planning : vous êtes en train d'hypothéquer sérieusement votre capital santé.

Revenons-en à notre proposition. 10 kms par jour, cela vous fera une moyenne de 70 km par semaine et de 280 km par mois. En un an, vous aurez parcouru la distance de 3360 km. Impressionnant, non ? À vous d'essayer.

Faire de la marche ou du vélo au grand air, bien à votre aise ou, si vous le préférez, de la natation à votre rythme, tout en respirant aisément, c'est le début d'une bonne remise en condition. Après quelques mois, vous serez étonné des progrès réalisés tout naturellement et vous serez de plus en plus décontracté.

Le sport ne vous paraîtra plus une souffrance inévitable mais il deviendra un bien-être dont vous ne pourrez plus vous passer. Plus tard, si vous voulez commencer ou recommencer la pratique d'un sport plus exigeant au-delà de 40 ans, faites le choix d'une discipline adaptée à votre personnalité, à votre mobilité et à votre capacité d'effort. L'avis de votre médecin de famille n'est pas inutile. La recherche d'une performance sans la bonne technique et le temps de préparation nécessaire anéantiront les effets bénéfiques d'une remise en condition. Bien positionner le dos et corriger ses mouvements en suivant les conseils d'un kinésithérapeute, c'est éviter un maximum de blessures et l'arrêt de la pratique d'un sport.

Vous êtes trop souvent fatigué ? Alors bougez ! Un sport régulier pratiqué en endurance sera toujours le meilleur antidote contre la fatigue, la déprime et la nervosité.
C'est toujours le même scénario. Au début, on le fait parce qu'il le faut, sans conviction. Après, on ne peut plus s'en passer.

Bénéfique à tout âge, l'activité physique deviendra de plus en plus une nécessité dès que vous aurez franchi la trentaine (voire les 35 ans).

Surtout mettez en doute, le bon sens populaire qui dit « à 40 ans, 4 kg de plus » et ainsi de suite…

La prise de poids au fil des années ne peut être une fatalité, même si des changements s'opèrent dans votre équilibre hormonal. Il y a des règles diététiques à suivre, une méthode cohérente, tout comme dans le sport d'ailleurs, si vous voulez le pratiquer intelligemment.

Sans un régime approprié, le sport ne vous fera pas perdre de la graisse à lui seul. De plus, avec les années votre masse musculaire aura tendance à diminuer au profit des graisses et seuls des exercices réguliers pourront entretenir votre « capital muscle », garant d'une allure jeune, souple et tonique. Sachez aussi que la pratique d'un sport d'endurance renforcera votre muscle cardiaque tout en améliorant votre circulation sanguine et retardera l'apparition de l'ostéoporose responsable des tassements vertébraux et de la décalcification du squelette.

Mais quel que soit votre passé sportif, sachez que l'on ne s'entraîne pas tous de la même façon. Si vous pratiquez une discipline depuis plusieurs années (tennis, golf, jogging, vélo...), rien ne vous empêche de continuer. Mais en période d'entraînement, faites-le avec modération sans rechercher la performance de tous les instants. Vous allez fatiguer inutilement votre cœur et vos articulations. Vous risquez de dépasser sans cesse votre seuil d'aérobie et vous fabriquerez trop de lactates, responsables des fatigues musculaires, crampes et tendinites. Au lieu de progresser, vous allez régresser. Orientez-vous vers la pratique de l'endurance et non de résistance.

Libre à vous de pousser quelques pointes de temps en temps, pour vous défouler un peu ou pour mesurer vos progrès. Notez les kilomètres parcourus, le temps, les dates. Ce seront d'excellents points de repères.

> Exemple concret : si vous aimez le jogging, entraînez-vous à votre rythme, en souplesse, tout en gardant le plaisir et une bonne respiration pendant une heure, voire une heure 30.

Le progrès sera : allonger la distance mais courir toujours à votre rythme. La vitesse viendra naturellement. N'oubliez jamais l'échauffement.

Idem, si vous aimez le vélo. Gardez toujours de la « réserve » sous la pédale. Augmentez progressivement le nombre de kilomètres à parcourir et notez le temps, simplement à titre informatif. Mais ne chercher pas des records au début. Idem pour le ski de fond, la marche rapide, etc.

Après quelques mois, vous vous étonnerez des progrès que vous aurez réalisés naturellement tout en restant décontracté. Le travail musculaire déclenche la sécrétion d'endorphines, hormones aux propriétés relaxantes et euphorisantes qui vous apporteront une agréable sensation de bien-être.

N'oubliez pas d'y associer quelques séances de stretching. Le sport muscle mais il raidit. Le stretching allonge vos muscles et en conserve la souplesse : un atout complémentaire. Des kinésithérapeutes donnent d'excellents cours de stretching en cabinet privé ou en salle de gym ou de fitness. Informez-vous auprès d'eux.

Maintenant, si vous voulez progresser intelligemment dans votre sport ou si vous n'avez plus fait de sport depuis de nombreuses années et que vous hésitez sur le choix et la manière de commencer, sachez qu'il existe des médecins sportifs entourés d'une équipe de spécialistes qui pourront vous conseiller et vous préparer un programme d'entraînement à la carte, avec un suivi médical extrêmement sérieux.

Au lendemain d'un repas où vous avez mangé moins léger et bu davantage, vous risquez d'être affolé par votre prise de poids. Pas de panique ! Votre organisme est encore sous le choc. Trois jours de déconditionnement le lui feront oublier.

Deuxième partie

Achetez Bio, ne nous empêchera pas de rester fidèle à notre maraîcher, notre boucher… s'ils s'efforcent eux aussi à rechercher la qualité pour préserver notre confiance !

Si vous avez beaucoup de peine à perdre du poids ou à vous imposer une discipline, sachez alors que perdre 1 kg par mois, c'est 12 kg en un an assuré. Fixez-vous cet objectif qu'il vous sera possible de maintenir à du 100 %. Il suffit d'une dose de motivation.

Le bio est moins coûteux qu'il ne le paraît.
Le poulet bio ne rétrécit pas désespérément de volume à la cuisson, sa chair reste ferme et savoureuse !

Le poids de forme

Faites passer la réalité avant vos désirs.
Et surtout... ne vous découragez pas.

Le poids de forme est celui dans lequel vous vous sentez bien dans votre esprit et dans votre corps.

Ne sous-évaluez pas votre poids de forme, ne le mettez pas trop bas, ne suivez donc pas vos désirs mais la réalité. C'est une erreur dangereuse car il vous sera très difficile de descendre en dessous même au prix de gros efforts qui vous conduiraient à lâcher prise et perdre le bénéfice de votre régime.

Sachez que l'organisme ne réagit pas de suite au phénomène de perte de poids. Il se peut donc que les effets de votre régime ne se fassent sentir que quelques jours après son début. Inversement, les effets de plusieurs écarts se feront souvent sentir avec un peu de retard par rapport au moment où ils ont été commis.

Ne recherchez pas sous prétexte d'un manque de temps à l'achat, la formule repas déjà cuisiné. Une aubaine pour les industries de transformation qui lavent et hachent vos légumes et qui vous cuisinent vos plats de la semaine pour que vous n'ayez plus qu'à les réchauffer.

Avoir accès à tout longtemps, c'est vouloir des garanties sur la qualité des produits que nous consommons

Depuis la vache folle, les poulets et le virus chinois, le scandale de la dioxine, l'introduction d'excréments, de graisses de moteur ou d'autres déchets polluants et toxiques dans l'alimentation du bétail, les poissons empoisonnés au mercure, le soja et tous les aliments génétiquement modifiés, nous ne savons plus très bien à quelle assiette se vouer ni comment remplir son réfrigérateur.

Il faut se méfier des OGM cachés, ces organismes transgéniques qui arrivent dans notre alimentation via la nourriture végétale à base de farines de soja ou de maïs génétiquement modifié donnée aux animaux d'élevage (bœuf, volaille, ainsi que le veau s'il est retiré de sa mère pour être nourri avec des farines industrielles). Les poissons d'élevage, comme certains saumons nourris aux farines, pourraient absorber des OGM ou des dérivés.

Les produits issus de l'agriculture biologique sont exempts d'OGM, car les farines et les graisses animales sont interdites dans l'alimentation des ovins, des porcs et des bovins. Par contre, il n'y a pas encore de réglementations pour les poissons d'élevage.

Les pâtisseries, friandises et bonbons peuvent présenter des risques si les ingrédients ou additifs sont dérivés de la farine de soja ou de l'amidon de maïs génétiquement modifiés.

Pour qu'une alimentation soit équilibrée, il faut au moins absorber un aliment de chaque famille par jour et varier les aliments d'un même groupe dans la semaine.

– le prion de l'ESB (encéphalite spongiforme bovine, ou « maladie de la vache folle ») s'attaquant au système nerveux central de l'animal est chez l'homme la cause de la maladie de Creutzfeldt-Jacob. Le risque est présent dans la moelle épinière des bovins (donc dans la côte à l'os, l'osso-buco), la cervelle et les tripes. Certains produits lactés du commerce comme les crèmes et les desserts pourraient devenir suspects s'ils contenaient des gélatines à base d'os de bovins.

Les poissons ne risquent pas de transmettre le prion de l'ESB mais ils absorbent les métaux lourds comme le mercure et les dioxines résultant de la pollution chimique.

– la dioxine (présente dans les farines frelatées) est reconnue comme cancérigène par l'Organisation mondial de la Santé. Elle est incorporée de manière frauduleuse à l'alimentation des poulets élevés en batterie. Elle peut contaminer les œufs par l'intermédiaire de la poule pondeuse. La dioxine peut se retrouver dans le lait produit de la vache contaminée par des farines douteuses ou des rejets d'usines dans les pâturages voisins.

Les antibiotiques et autres médicaments préventifs ainsi que les hormones utilisées pour stimuler la croissance et certaines fonctions de l'animal peuvent présenter des risques pour notre santé.

Les charcuteries industrielles enrichies en polyphosphates, gélifiants et exhausteurs de goûts ne sont pas toujours recommandables.

Le consommateur d'aujourd'hui doit se protéger et rechercher des garanties tant sur la qualité du produit qu'il va consommer que sur la sécurité alimentaire. Il est temps pour chacun d'entre nous de stopper cette surconsommation à n'importe quel prix. Au prix de notre santé et de celles de nos enfants. À nous de nous orienter vers

Les bonnes habitudes se prennent naturellement si l'on s'y prend tôt. Dès la maternelle, mettez d'office une petite bouteille d'eau plate dans le cartable de votre enfant. Surtout ne rajoutez pas de sirop de fruit au risque de le conditionner déjà au goût sucré.

toute une gamme d'aliments Bio en remplacement de ceux que nous consommons habituellement. D'ici quelques temps, la gamme des produits « bio » va s'élargir et couvrir toutes les familles d'aliments tant aux rayons des produits frais (viandes, poissons, œufs, fruits et légumes) et des surgelés, qu'aux féculents, céréales et épicerie ainsi qu'en crémerie. Ils seront rassemblés dans nos supermarchés et les prix affichés seront, espérons-le plus abordables, *mais il faut savoir que la qualité se paie.*

Les sept nutriments de base vitaux

Tout sera question de doigté et de tolérance personnelle. Habituez-vous à boire le café, le thé ou les tisanes sans sucre et sans édulcorant.

Les nutriments sont : l'eau ; les protéines pour la croissance, l'entretien et la réparation de vos tissus et de vos cellules vivantes ; les glucides (sucres ou hydrates de carbone) et les bons lipides (les graisses) comme source d'énergie à court, moyen et long terme ; les vitamines, les sels minéraux, les oligo-éléments qui sont vos éléments protecteurs, constructeurs et réparateurs de tout votre être.

Ils sont repris dans une pyramide alimentaire, repère indispensable pour un choix équilibré. Celle-ci est composée de six familles d'aliments dont la grandeur est plus ou moins proportionnelle à celle des besoins journaliers.

La base de cette pyramide représente les liquides que vous devriez absorber à concurrence d'un litre et demi par jour (eau-café-thé-tisanes-jus de légumes et de fruits frais).

Le deuxième étage est réservé aux sucres lents, votre énergie à long terme (apportée principalement par le pain – les céréales – les pommes de terre – le riz - les pâtes – le blé germé – la quinoa – la semoule – les légumineuses) complétée par un apport en protéines végétales, en vitamines, en minéraux et en fibres.

Le troisième étage se divise entre les éléments protecteurs que sont les vitamines, les minéraux et les oligo-éléments, apportés principalement par tous les fruits et les légumes frais.

Le quatrième étage rassemble les protéines qui se divisent :

- en protéines lactées (lait et dérivés), grands fournisseurs de calcium et de phosphore,
- en protéines animales (poissons – œufs – viandes blanches – viandes rouges),
- en protéines végétales (soja, légumineuses),
- en produits végétaux de substitution (quorn, tofu, tempeh, seïtan).

Le cinquième étage enferme les graisses « tartinables » et de cuisson ainsi que les oléagineux et la lécithine de soja. Consommées avec modération, elles fournissent des vitamines liposolubles bien utiles. Le mieux est de privilégier les huiles, source d'acides gras insaturés.

Enfin, le dernier étage couronnant la pyramide fait partie des « extras » (vins, sucreries, chocolat, pâtisseries, glaces etc.)

L'excès nuit, mais tout le reste est permis !

Le repas de pâtes bien connu des sportifs est tout à fait justifié avec ses 70 % d'amidon (sucre lent) et sa bonne hydratation diffusée peu à peu dans l'organisme car elles gonflent en s'engorgeant d'eau en cuisant. À titre d'exemple, sachez que 300 g de pâtes cuites apportent 200 g d'eau suffisamment salée pour maintenir un bon équilibre minéral.

« Manger des céréales complètes nécessitera pour la plupart d'entre vous un apprentissage sur le plan culinaire, gustatif et digestif » Faites une approche progressive. Vous trouverez tout au long des menus une manière de les présenter et de les cuisiner qui vous aidera à vous familiariser avec elles.

Découvrez aussi les nouvelles venues : le blé germé et la quinoa, les pâtes aux 6 céréales, les pâtes semi-complètes, les pâtes au soja, aux algues, à la quinoa, aux légumes etc.

6 familles d'aliments dans la balance pour équilibrer nos menus

L'équilibre en diététique tourne autour de 6 familles d'aliments répertoriées en fonction de leur apport principal en protéines, lipides, glucides, vitamines ou en sels minéraux. Votre organisme ne peut se passer de l'une ou de l'autre. Aucun aliment dans une famille n'est complet, mais ils sont tous complémentaires. Chaque famille est nécessaire et doit figurer chaque jour dans votre alimentation, en quantités différentes selon les individus.

Les liquides

L'eau

Remettez l'eau minérale naturelle à l'honneur et buvez-en à raison d'un litre et demi par jour. Prenez l'habitude d'avaler un grand verre d'eau à jeun, pour faciliter votre transit et éclaircir votre teint. Buvez en dehors des repas pour ne pas diluer les sucs de l'estomac et supprimer toute sensation de ballonnement et de flatulence. Si vous avez un petit creux, buvez d'abord deux grands verres d'eau et patientez quelques minutes avant de manger quelque chose. Votre sensation de faim, surtout si vous n'y pensez plus, va s'atténuer et vous pourrez attendre plus patiemment, sans grignotages inutiles, l'heure duprochain repas.

L'eau ne sert pas seulement à nous hydrater, elle reminéralise. Nous avons à notre portée une grande variété d'eaux minérales, les unes faiblement minéralisées, les autres diurétiques, digestives ou enrichies en calcium, en fer ou en magnésium. Si nous n'avons pas de problèmes particuliers, varions nos choix.

Ne choisissez pas non plus l'alternative des jus en boîte avec mention « jus concentré non sucré ». Prenez alors le temps de jeter un simple coup d'œil sur la valeur nutritive indiquée et vous y lirez une teneur en glucides (sucres) aux alentours des 12 g pour 100 ml. Rien qu'en buvant le contenu d'un berlingot de 200 ml, vous aurez absorbé 24 g de sucres, l'équivalent de 5 morceaux de sucres ! Le jus ainsi récolté est concentré par le retrait d'une partie de son eau avec à la clé un pourcentage de sucres naturels du fruit plus élevé (+50%). Côté vitamines C, il n'en reste guère même si l'on vous garanti qu'il est « pur fruit ».

CAFÉ - THÉ - MALT - BOISSONS AU COLA - BOISSONS CHOCOLATÉES

La quantité de caféine contenue dans une tasse de thé ou de café est de 80 à 100 mg de caféine. La teneur en caféine d'une tasse de thé peut être réduite de moitié si le temps d'infusion est plus court.

C'est un bon stimulant. Un peu de thé ou de café reste un plaisir qui vous redonne de l'énergie, diminue la fatigue et la somnolence.

Trop c'est trop ! Pris en quantité exagérée, le café ou le thé dépassent l'effet bénéfique d'un coup de pouce énergétique pouvant entraîner un état d'émotivité et de fébrilité. Avis donc aux anxieux et aux insomniaques.

Une tasse de café ou de thé favorise la digestion dès l'instant où elle est prise en fin de repas. Mais une trop grande quantité l'inhibe vu sa grande richesse en tanins. De plus l'excès de caféine favorise la sécrétion d'acide chlorhydrique présent dans le suc gastrique, et renforce ainsi son acidité.

De plus, vous aurez la formation d'un précipité de protéines lactées, lourd à digérer, si vous ajoutez du lait. Tenez-en compte si vous souffrez

Il faut compter + ou - 35 g d'amidon pour 50 g de riz pesé avant la cuisson, ce qui correspond à 150 g de riz cuit. Ration tout à fait acceptable. On utilisera le même poids en blé gourmet, en quinoa, en couscous et en pâtes. Les pâtes fraîches plus riches en eau peuvent être consommées à raison de 125 g par repas (poids avant cuisson). L'équivalence sera de 150 g pour la pomme de terre (partie comestible).

Je vous donne la **recette de base** : lavez la quinoa à grandes eaux et égouttez-la dans une passoire.
Mettez-la dans une casserole avec 1,5 à 2 fois son volume d'eau froide. Portez à ébullition, salez, couvrez et laissez cuire à feu doux 10 à 15 minutes. La cuisson est parfaite quand chaque petit grain a doublé de volume et libéré son germe blanc. La quinoa se prête aussi très bien à la cuisson vapeur (20 minutes).

Une salade au quinoa : réalisez une omelette avec 3 œufs, une gousse d'ail et du gingembre frais râpé. Dans un bol, mélangez 400 g de quinoa cuit, de la ciboulette et un poivron émincés. Assaisonnez de jus de citron et d'huile d'olive et ajoutez l'omelette en lanières.

d'aigreurs à l'estomac et si la digestion est difficile, voire pénible à certains moments.

Les boissons au cola sont aussi des boissons excitantes. Elles contiennent une moyenne de 35 mg de caféine par verre. Comprenez pourquoi certains enfants sont particulièrement énervés en fin de journée.

Ce sont des boissons sucrées (120 g de sucre/l) sans vitamines et minéraux. Gare aux kilos. Vous y trouverez aussi la présence d'acide phosphorique qui précipite le calcium alimentaire et nuit ainsi à son assimilation. Limitez ce genre de boissons en pensant à la croissance de vos enfants et aux phénomènes d'ostéoporose après l'âge de 40 ans.

Les boissons chocolatées

Refusez les fantaisies à base uniquement de cacao et de sucre.

Choisissez des boissons cacaotées mais fabriquées à base de céréales qui vous apporteront en plus du chocolat et du sucre, les vitamines et les minéraux des céréales ainsi que ceux du lait qu'il faudra ajouter. Un repas léger, digeste et relativement complet pour les petits appétits du matin.

Habituez votre enfant à prendre ensuite une tartine avec du fromage pour qu'il ne s'habitue pas au goût sucré pris systématiquement à la fin de chaque repas.

Les produits céréaliers et la pomme de terre

C'est la réserve énergétique en sucres lents dans laquelle il faudra puiser pour nourrir les cellules nerveuses et le cerveau, et apporter de l'énergie longue durée à tous les muscles. Elle est stockée dans les muscles et dans le foie sous forme de glycogène, le supercarburant des efforts intensifs et rapides.

Parmi les glucides lents, ce sont *les pâtes complètes (40) et les légumineuses (lentilles, 30 ; pois-chiches, 40) qui ont l'index glycémique le plus bas* (de 30 à 50). Cela veut dire qu'elles provoquent les réponses insulinémiques les plus modérées et les plus régulières dans le temps, en stabilisant la glycémie.

Viennent ensuite *le riz, le pain complet et les céréales complètes* avec un index glycémique de 50 à 60.

La pomme de terre et le pain blanc ont l'index le plus élevé (80 à 90).

La pomme de terre, comme chacun sait, a mauvaise réputation dans les régimes amaigrissants. C'est dommage car c'est un légume flatteur au goût et qui peut se vanter d'être une source indéniable de vitamines C.

Pour ne pas l'exclure arbitrairement de votre alimentation, il suffit de l'associer à deux sortes de légumes au cours d'un même repas et de choisir des pommes de terre à chair ferme que vous consommerez entières. Leur index glycémique sera abaissé par les fibres des légumes ainsi que par leur mode de cuisson car une pomme de terre à chair ferme consommée entière aura un index beaucoup plus bas qu'une purée de pommes de terre.

Sachez aussi que ce n'est pas la valeur énergétique des pommes de terre qui déséquilibrera votre alimentation, mais bien celle des graisses utilisées pour les frire ou les sauces qui les accompagnent.

Profitez du printemps et des pommes de terre nouvelles. Avec leur peau fine, elles pourront se cuire « en chemise » ou « en robe des champs ». Ainsi l'apport en fibres alimentaires et en vitamines n'en sera que plus élevé et la peau limitera la destruction de la vitamine C, inévitable au cours de la cuisson. Achetez dans ce cas, des pommes de terre « Bio ».

Préserver la teneur en vitamines, c'est aussi réduire le volume d'eau nécessaire à la cuisson et raccourcir au maximum sa durée. Donnez la préférence aux céréales complètes.

Elles améliorent votre transit intestinal et ont un index glycémique beaucoup plus bas grâce aux fibres. Elles constituent aussi un facteur préventif du cancer du côlon. En plus des sucres lents, elles vous apportent la totalité de leur richesse en protéines végétales, en vitamines et en sels minéraux. À titre de comparaison, la richesse en vitamines et en sels minéraux d'un grain de riz complet est environ 4 fois supérieure à celle du riz blanc.

Choisissez un pain fabriqué à l'ancienne au levain avec des grains entiers.
Exigez la qualité. Fuyez tous ces pains fabriqués à partir d'un mélange de farines « prêt-à-l'emploi » additionné trop souvent de graisses végétales mais aussi de sucres cachés et qui sont fabriqués de manière industrielle en un temps record.
Recherchez un goût et une consistance.
Refusez les pains mous, aux goûts insipides.

Le riz : n° 1 au « hit-parade » des céréales

Les incontournables sont : le riz complet – le riz sauvage – le riz basmati – le riz thaï – le riz tricolore. Passez de l'un à l'autre dans l'élaboration de vos menus quotidiens pour varier les saveurs et bénéficier du maximum de leurs qualités nutritionnelles. Cette variété est aussi nécessaire parce que l'acide phytique présent dans les enveloppes restantes du riz complet diminuant légèrement l'assimilation des sels minéraux et des vitamines.

Les galettes de riz soufflé sans sel sont légères et peu caloriques et peuvent servir de coupe-faim.

La faible teneur en protéines végétales du grain de riz nécessite d'office un complément de germes de soja, de petits pois, de fèves ou de lentilles avec lesquels il s'accorde très bien en cuisine.

Le blé gourmet ou blé germé

C'est un grain de blé dur précuit. Il peut s'accommoder de la même façon qu'un grain de riz.

La quinoa

C'est une céréale dont les grains se cuisent comme du riz ou du couscous et qui accompagne les plats de légumes, s'incorpore à des salades légères et rafraîchissantes (type taboulé), se prête à la réalisation de croquettes ou même de pâtes .

La teneur en protéines de la quinoa est deux fois supérieure à celle du riz (13,8 g de protéines/100 g contre 7,4 g pour 100 g de riz complet). La quinoa offre tous les acides aminés essentiels, notamment l'arginine et l'histidine.

Elle est en vente en magasins « Bio ».

Le pain

La richesse du pain complet en minéraux et en vitamines est environ 4 fois supérieure à celle du pain blanc. Un pain complet de froment ou à base d'autres céréales apporte d'une part des minéraux tels que calcium, phosphore, potassium, soufre, phosphate et magnésium, et d'autre part des vitamines A, du groupe B, PP et des vitamines E si, pour ces dernières, la fabrication du pain utilise le grain entier et son germe.

La richesse en fibres du pain complet permet de raccourcir le temps du transit intestinal et d'augmenter le volume fécal. Sachez que le côlon est au maximum de son activité entre 5 heures et 7 heures du matin, ce qui explique qu'on va plus aisément à selle le matin au lever que le soir.

Le pain n'est pas interdit en cas d'excès de poids : plus le pain est complet et enrichi en fibres, plus il donne une sensation de réplétion. Avis donc aux gros mangeurs ! qui seront obligés de le mastiquer longuement. Si le boulanger introduit dans les ingrédients de base du gluten et des fibres, il aboutira à la fabrication d'un pain au gluten à teneur réduite en hydrates de carbone.

Tous les pains contiennent du gluten, mais certains peuvent en contenir plus que d'autres selon le procédé de fabrication. Après la guerre, certains boulangers proposaient déjà des pains à teneur réduite en hydrates de carbone, qu'ils destinaient à cette époque aux diabétiques.

Le gluten est une protéine complexe, mélange de gliadine et de glutéine présente *naturellement* dans le froment. Incorporée à de l'eau pour la fabrication du pain, elle peut être étirée en fibres plus longues pendant le pétrissage ; sa viscosité assure la cohérence de la pâte tout en emprisonnant les petites bulles de gaz carbonique obtenues grâce à la fermentation des levures. La pâte lèvera davantage et la mie, tout en s'aérant, allégera d'office la tranche de pain ; celle-ci contiendra moins d'amidon qu'une tranche de pain intégral de même grandeur dont la mie est nettement plus serrée et plus compacte.

Pour le goût et l'apport en fibres, la farine blanche de gluten peut être mélangée dans certaines proportions à de la farine intégrale et des germes de blé.

À première vue, le pain au gluten, vu sa légèreté, pourrait vous donner l'impression de ne jamais vous rassasier. Mais détrompez-vous, ce n'est pas l'estomac qui crie famine mais le cerveau ou plus exactement l'hypothalamus qui réagit en premier à la baisse du glucose dans le sang. Pour ne pas tomber en panne sèche, il déclenche en avance la procédure d'approvisionnement et donne alors les ordres : bouche sèche, creux à l'estomac et signes d'irritabilité.

La faim n'est pas synonyme d'estomac vide mais elle est en relation directe avec votre seuil glycémique. Un pain bourré d'amidon ne fera qu'accentuer la sécrétion d'insuline avec comme effet secondaire une baisse de glycémie et une nouvelle sensation de faim.

Pour votre information, sachez que le pain au gluten ne peut être donné à des enfants de moins de 2 ans. Vous lirez la mention « sans gluten » sur les emballages de farines destinées aux bébés, car leur muqueuse intestinale reste sensible au gluten avant l'âge d'un an. Ensuite, le sevrage va permettre à votre enfant de manger de tout. L'intolérance au gluten peut aussi se manifester à l'âge adulte, chez toute personne souffrant de maladie cœliaque. Elles devront alors écarter tous les produits à base de blé (pain, biscuits, pâtisseries, pâtes etc.), se rabattre sur les dérivés de maïs ou de riz et compléter éventuellement leur apport en fibres avec un supplément de fibres de betteraves exempt de gluten.

À défaut de pain au gluten gris :

- *le pain de seigle complet* (seigle complet égrugé, eau, levain naturel, sel, levure).
- *le pain multicéréales complet fabriqué avec une base de froment entier* (avec ajout selon le type de pain, de seigle complet, de riz, d'avoine, d'orge, d'épeautre, de sarrasin, de graines de lin, de soja, de tournesol, de sésame, de germes de blé ou de noix).

Pâtes : les calories en moins !

Au plan calorique, 300 g de pâtes cuites apportent une moyenne de 240 Kcal sans assaisonnement. Ce sont donc les sauces et leurs différents ingrédients (les matières grasses, le jaune d'œuf, la viande, la crème fraîche, le gruyère ou le parmesan...) qui les enrichissent et les rendent redoutables.

Si vous les aimez, je vous encourage à les cuisiner avec une base de tomates fraîches relevées au basilic ou avec d'autres légumes tels que l'épinard, le brocoli, les champignons, la courgette, les poivrons et les aubergines.

Les pâtes ainsi que le couscous élaborés à partir de blé dur ont un index glycémique plus bas que celui du blé tendre utilisé dans le pain. Le degré de la cuisson influence aussi cet index. Les pâtes cuites *al dente* auront un index glycémique inférieur à celui des pâtes bien cuites.

Quelles pâtes consommer ?

– Les pâtes au soja

Pour ne plus se heurter au problème
des pâtes dans les régimes amaigrissants.

Les raisons de les préférer sont multiples :

Elles sont appauvries d'un tiers de glucides assimilables comparativement aux pâtes traditionnelles, (pour 100 g : pâtes au soja, 53,3 g de glucides – pâtes classiques, 76,5 g. La différence très significative est de 23 g).

Elles contiennent des fibres alimentaires qui, comme chacun sait, ralentissent la digestion de l'amidon contenu dans les pâtes et contribuent ainsi à maintenir une glycémie plus ou moins constante, sans pic insulinique. C'est une bonne manière de fermer davantage « la porte » à la mise en réserve du repas glucidique que vous allez consommer.

Elles apportent deux fois plus de protéines que les pâtes traditionnelles, un moyen supplémentaire de « tamponner » une nouvelle réponse insulinique.

Les protéines proviennent du blé complet et du soja. Le soja est une légumineuse et sa protéine complète qualitativement la protéine du blé pour apporter à l'organisme l'ensemble des acides aminés indispensables.

Leur saveur ne vous surprendra pas et contrairement aux pâtes complètes, elles restent blanches après la cuisson. Elles gonflent en volume en cuisant et par conséquent vous rassasient suffisamment.

> **Les légumes et les fruits frais ne sont pas les seuls à procurer ces éléments protecteurs mais ils en sont des fournisseurs indispensables.**

– Les pâtes aux algues ou à la spiruline. Elles sont de couleur bleue et vous apporteront une note originale pour relever vos plats de poissons. Elles sont fabriquées à partir d'une semoule semi-complète de blé dur et de spiruline (2 %) avec un mélange d'épices, de légumes et d'arômes concentrés exclusivement naturels, ce qui leur confère une saveur et une couleur unique.

– Les pâtes à l'encre de seiche.

– Les pâtes à la quinoa.

– Les pâtes aux 6 céréales sont faites d'un mélange équilibré de blé dur, de maïs, d'épeautre, de seigle, de riz et d'avoine, ce qui leur donne un goût raffiné et leur apporte des fibres et des vitamines B3, du fer, du magnésium et du phosphore.

– Les pâtes fraîches

Toutes simples et raffinées, les pâtes fraîches savent plaire à tous. Seules les pâtes à la semoule

Préférez dans la mesure du possible les légumes de saison.
Évitez les conserves.
Optez pour les légumes congelés en dépannage ou hors saison.
À défaut de potager, essayez de vous procurer des légumes Bio ou achetés sur un petit marché local où vous connaissez les producteurs.

de blé dur (avec ou sans œufs) et non pasteurisées ont droit à la dénomination « pâtes fraîches ».

Dans le commerce, vous trouverez des pâtes fraîches en tagliatelles ou spaghettis « nature » ou « parfumées » au basilic, à la tomate, aux poivrons, aux champignons, au saumon fumé…

C'est un produit sain et équilibré : 100 g de pâtes fraîches apportent une moyenne de 285 kcal. pour une teneur en amidon équivalente à 52,5 g. Les pâtes sèches fournissent un tiers en plus.

Mais le volume est inégal après cuisson. En effet, les pâtes sèches triplent de volume. Mélangez-les à toutes sortes de légumes (tomates concassées, épinards, brocolis, champignons, tomates, aubergines, poivrons, courgettes etc.) et saupoudrez-les de parmesan ou servez-les en accompagnement d'une viande ou d'un poisson.

Il existe aussi des petits raviolis de pâtes fraîches farcis à la ricotta et aux épinards, au jambon, à la dinde, aux artichauts, aux cèpes et au fromage, avec une moyenne de 314 kcal pour 100 g – 12,5 g de protéines – 13,8 g de lipides – 35 g de glucides.

Épluchez, lavez abondamment mais rapidement les légumes au dernier moment.
Ne jamais les laisser tremper la veille.
Consommez-les sans attendre.
La vitamine C notamment ne se retrouve plus après la cuisson.

Les légumes et les fruits frais

Ce sont des sources essentielles de vitamines, de minéraux et d'oligo-éléments qui servent de catalyseurs au bon fonctionnement de l'usine métabolique qu'est l'organisme, lui permettant notamment l'assimilation des nutriments énergétiques que sont les glucides, les lipides et les protéines. Certains sont des antioxydants et jouent un rôle protecteur parce qu'ils renforcent les mécanismes naturels de défense contre les radicaux libres responsables du vieillissement accéléré et d'une plus grande vulnérabilité aux maladies.

On vit de plus en plus vieux et pour reculer les dégâts dûs au temps, autant s'armer au maximum de ces antioxydants pour limiter le « stress oxydatif » !

Aujourd'hui, plus que jamais, la nutrition joue un rôle de prévention des maladies chroniques et du ralentissement du processus de vieillissement.

Une partie de l'oxygène que nous respirons, véritable source d'énergie, élément « clé » de toutes les

Quelques recettes allégées pour cuisiner les légumes cuits :

- Les tomates découpées en deux, parsemées de poudre d'ail ou de parmesan râpé et passées au four.
- Les passes pierres, petites algues marines qu'il vous suffira d'ébouillanter quelques minutes puis d'assaisonner après égouttage d'un filet de crème fraîche allégée. Ne pas saler car elles sont gorgées d'eau de mer. Elles ont un goût similaire à celui de l'épinard et accompagnent parfaitement les poissons.
- Les chicons, que vous laisserez cuire plusieurs heures à feu très doux jusqu'à ce qu'ils caramélisent, pour une cuisson sans eau, après les avoir lavés et égouttés et complétés d'un demi-cube de bouillon de légumes Bio.
- Toutes les sortes de champignons auxquels vous ajouterez un filet de lait demi-écrémé concentré non sucré et, en fin de cuisson, persil haché ou ciboulette.
- Les épinards égouttés en fin de cuisson et servis tels quels ou additionnés d'un filet de crème fraîche allégée.
- Courgettes, poivrons, aubergines, tomates avec un coulis de tomate, du basilic ou d'autres herbes aromatiques.
- Les poireaux cuits à la vapeur ou étuvés avec un filet d'huile d'olive et de l'ail émincé.
- Les haricots verts cuits à l'eau bouillante salée ou cuits à la vapeur, servis tels quels ou revenus quelques minutes avec un peu d'ail dans un filet

d'huile d'olive, sans oublier le persil haché ajouté en fin de préparation.
- Le chou-fleur ou les brocolis cuits à la vapeur ou à l'eau bouillante salée, servis nature ou nappés d'une crème allégée épaisse que l'on aura chauffée.
- Le chou vert ou le chou blanc cuit à l'eau puis égoutté, écrasé en purée et assaisonné d'un filet de crème allégée.
- Les choux de Bruxelles cuits simplement à la vapeur et servis tels quels avec du persil haché.
- Le chou rouge râpé et cuit au four dans une lèchefrite avec un peu de sel, du poivre noir au moulin et un filet de vinaigre de vin. Rajoutez quelques gouttes de vinaigre au fur et à mesure de la cuisson et quand le chou est cuit mais qu'il reste croquant, versez un filet de lait demi-écrémé concentré non sucré et mélangez.

réactions chimiques intra - et - extra cellulaires, se transforme en radicaux libres utiles dans l'immunité cellulaire mais nocifs et agressifs quand ils se trouvent en quantités trop élevées dans notre organisme. Il en résulte un « stress oxydatif » largement impliqué dans le vieillissement cellulaire mais aussi cérébral, les atteintes cardio-vasculaires et le déficit immunitaire.

L'épiderme perd son élasticité et des taches de vieillesse apparaissent. La vision peut aussi en être affectée par la précipitation des protéines du cristallin de l'œil, exposées en permanence à la lumière et à l'oxygène, ce qui aboutit à la cataracte et à la dégénérescence de la rétine.

La nature nous a heureusement donné tout un système naturel de défense. Notre premier rempart est celui des enzymes dont l'activité est contrôlée par la disponibilité dans notre alimentation au quotidien de trois oligo-éléments : *le sélénium, le manganèse et le zinc*. Le deuxième bouclier réunit les oxydants moléculaires tels que *la vitamine E – la vitamine C – les caroténoïdes et les polyphénols.* ; leur rôle est de piéger les radicaux libres.

Tout ce système de contrôle mis en place s'affaiblit au fil du temps et est vulnérable aux multiples agressions liées à la pollution alimentaire et atmosphérique, la prise excessive d'alcool, le tabagisme et l'exposition trop prolongée au soleil. L'excès nuit et affaiblit notre système de défense au point de provoquer à la longue des désordres génétiques pouvant entrîner l'apparition de cancers.

Aujourd'hui plus que jamais, dans la société dans laquelle nous vivons, l'heure est à la prévention. Notre cheval de bataille, c'est une hygiène de vie et une alimentation saine et équilibrée en vitamines, en oligo-éléments et antioxydants, pour aider notre organisme à lutter contre les radicaux libres et renforcer notre protection cellulaire.

Le sélénium se trouve principalement dans les champignons, les céréales complètes, les légumineuses, les œufs, les poissons gras et les crustacés et plus particulièrement les huîtres.

Le manganèse et le zinc sont fournis particulièrement dans les céréales complètes, les légumes, la levure de bière et les légumineuses.

La vitamine C figure essentiellement dans tous les légumes et les fruits frais et de manière plus concentrée dans la baie du genévrier, le cassis, le persil, le kiwi, le brocoli, les choux et enfin les agrumes. Elle favorise l'assimilation du fer et tend donc à diminuer les risques d'anémie.

Les caroténoïdes (ou Bêta carotène) se trouvent surtout dans les fruits et légumes colorés (carottes-abricots-tomates-épinards-brocolis, etc.)

La vitamine E est présente dans les germes de blé, les huiles végétales, les fruits secs et oléagi-

L'oignon contient 10 % de sucre - donc 2 morceaux de sucre pour 100 g. Lorsque l'oignon brunit, il ne brûle pas mais caramélise. Si vous suivez un régime amaigrissant limitez les oignons et dans vos potages, rajoutez simplement 2 oignons pour 2 litres de potage. Idem pour l'échalote avec ses 17 g de sucre aux 100 g. Relevez vos salades ou vos préparations avec des tiges d'oignons ou de la ciboulette. qui ne contiennent pas des sucres cachés.

Remettre le potage aux légumes frais à l'honneur.

neux, le riz sauvage, les céréales complètes ainsi que les poissons des mers froides, le lait (non écrémé) et dérivés.

Les polyphénols sont présents dans le thé, le vin, les pépins de raisin, l'huile d'olive, les oignons et les pommes.

Les engrais azotés utilisés dans l'agriculture industrielle augmentent dans les légumes le taux de nitrates qui se transforment en nitrites, nocifs pour l'organisme. Soyez intransigeants quant à la fraîcheur et limitez au maximum le temps de stockage. Sachez que les légumes que vous trouvez sur le marché ont été stockés et transportés avant d'aboutir dans le bac à légumes de votre réfrigérateur. Bien que frais, ils ont déjà perdu une partie de leurs vitamines et de leurs sels minéraux. Il est donc inutile de les laisser séjourner longuement. Consommez-les dans la semaine en commençant par les plus fragiles.

Optez aussi pour des modes de cuisson qui préservent leur teneur en vitamines et en minéraux (cuisson *al dente* ou cuisson à la vapeur). La nouvelle cuisine a le mérite de faire découvrir la qualité et le goût des légumes frais cuits à la vapeur ou à l'étuvée dans très peu d'eau.

Si vous aimez les sauces blanches, choisissez une crème fraîche dont la teneur en matières grasses a été réduite de 20 % et dans laquelle on a ajouté de la caroube, un épaississant pauvre en calories. Si vous la faites bouillir, elle va réduire et s'épaissir sans farine ni crème de maïs inutilement rajoutées.

Mais si vous aimez la cuisine au beurre et que votre taux de cholestérol le permet, ajoutez une noisette de beurre frais *après cuisson* du légume.

Par contre, s'il est trop élevé, remplacez le beurre par quelques gouttes d'huile d'olive vierge de première pression à froid.

Les légumes cuits

Ils sont indispensables pour leur apport en fibres cuites. En effet, pour assurer un bon transit, il faut un mélange de fibres crues apportées par les crudités et de fibres cuites, celles des légumes cuits. Si vous mangez exclusivement des crudités, vous risquez à la longue de « ballonner » car les fibres crues sont plus irritantes.

Prévoyez pour chaque repas complet deux légumes cuits, ou crus, ou un légume cuit et une crudité pour équilibrer votre ration en fibres et assurer un transit parfait. De plus, vous donnerez du volume et de la couleur à votre assiette. Ainsi vous serez mieux rassasié et n'aurez aucune impression de monotonie ou de lassitude.

La supériorité d'une alimentation riche en fruits et légumes ne tient pas seulement à leur richesse en vitamines, en minéraux, en fibres et en antioxydants mais aussi à leur richesse en eau qui donne du volume et du « poids » à votre alimentation avec très peu de kcal.

Ajoutez à cela la présence d'autres composés que sont les phyto-œstrogènes. Ceux-ci intéressent déjà de nombreux chercheurs dans le domaine de la prévention du cancer du sein. En effet, dotés d'un léger effet œstrogène, ils s'avèrent capables de bloquer certains enzymes impliqués dans la prolifération cellulaire et de freiner le développement d'un nouveau réseau de vaisseaux sanguins irriguant la tumeur et lui permettant ainsi de croître. Ces phyto-œstrogènes peuvent être répartis en trois groupes dont les sources alimentaires diffèrent. Les isoflanoïdes se retrouvent surtout dans les légumineuses (pois et haricots secs) ; le soja en grain (mais pas les pousses de soja) et les produits dérivés (boissons, tofu, substitut de viande, etc.) en sont une source majeure, surtout en Asie. Le groupe des flavonoïdes est bien représenté dans les fruits et les légumes ; les pommes, les oignons et les feuilles de thé en sont particulièrement riches. Enfin, les lignanes se retrouvent dans de nombreuses céréales, et tout particulièrement dans la graine de lin.

Parmi les autres nutriments susceptibles d'apporter leur pierre à l'édifice, on retrouve le sélénium et les vitamines A, E et D.

Quelques bonnes associations :

Mozzarelle ou ricotta, tomates séchées, basilic frais.
Saumon ou truite fumée, mozzarelle, tomates séchées, basilic frais.
Roquefort ou cambozola light, tartare light aux fines herbes, paturain light aux fines herbes avec viande des Grisons et quelques noix ou pignons de pin.
Feta, olives, tomates et concombre.
Chèvre et crevettes grises ou saumon fumé ou truite fumée.
Jambon de Parme et cubes de fromages allégés.
Tous les fruits de mer avec de l'avocat ou des cœurs d'artichaut.
Melon galia et jambon fumé ou crevettes grises.
Asperges, persil haché, œufs cuits durs émiettés en surface ou parmesan râpé.

La vinaigrette allégée

Préparez le mélange à l'avance et conservez-le au frigo.

1 c.à c. de moutarde, une tige d'oignon émincée, 2 c.à s. d'huile d'olive de première pression à froid,
4 c. à s. de vinaigre de noix ou de jus de citron frais. Vous pouvez l'allonger avec de l'eau et ajouter toutes sortes d'herbes aromatiques (ciboulette, estragon, basilic, etc.)
Au moment de l'assaisonnement de vos salades, rajoutez éventuellement du yaourt maigre ou de la crème fraîche allégée à 8 % pour réduire les matières grasses.

Certaines variétés de moutarde contiennent des sucres cachés. Vérifiez et sélectionnez.

Variante : une vinaigrette sans huile à base de crème allégée, de jus de citron, de ciboulette et persil plat hachés ou autres herbes aromatiques.

Si vous aimez les sauces tièdes, écrasez un jaune d'œuf cuit dur avec une cuillerée de moutarde
et ajoutez de la crème fraîche allégée à 8 % de matières grasses chaude, persil haché ou ciboulette.

Une mayonnaise allégée maison.
Vous l'allongez en rajoutant au choix de la crème allégée à 8 % de matières grasses, du yaourt, du fromage blanc maigre ou un blanc d'œuf battu en neige. Le tout relevé avec un peu de moutarde et des herbes aromatiques.

Une mayonnaise à l'avocat : ajoutez la pulpe d'un avocat mixée et le jus d'un demi-citron vert. Pour accompagner les viandes, les volailles ou les poissons froids.

L'organisme puise cette dernière en partie dans l'alimentation et en partie dans le soleil. L'exposition de la peau aux rayons ultraviolets (même si le temps n'est pas beau) permet d'accomplir une étape clé dans la synthèse de la vitamine D. Alors que la vitamine D prise à dose pharmaceutique est très toxique pour l'organisme. Les poissons gras (sardines, maquereaux, thon, hareng, anguilles), qui en sont une bonne source, ne font pas naître de risque d'intoxication à la vitamine D.

Quant au soleil, c'est encore une question de bon dosage.

Pas de jus en boîte! Arrêtez sous prétexte de facilité de boire n'importe quoi. Cherchez les vitamines uniquement dans les fruits frais.

Vous craignez l'acidité du jus de fruit? Remplacez-le par un kiwi, une mandarine, une clémentine ou de la mangue ou tout autre fruit de saison. Le jus pressé de deux mandarines est largement toléré. Ne le prenez pas à jeun mais plutôt après votre première tartine.

Du potage en permanence

Pour son apport en légumes frais bien sûr, mais parce qu'il coupe l'appétit et facilite l'attente. Le liant: courgettes, poireaux, navets ou épinards. Deux oignons maximum pour 2 litres de potage, deux cubes de bouillon de légumes Bio et un maximum de légumes frais. Ne pas saler car les cubes le sont déjà.

Cerfeuil-concombre-persil-chou-fleur-chicons-brocolis-poireaux-cresson. Ajoutez-les séparément ou faites quelques mélanges.

Réduisez au minimum le temps de cuisson.

Dans un régime amaigrissant, ne rajoutez ni carottes ni oignons, car ils sont nettement plus sucrés que les autres légumes. Si vous voulez varier, utilisez un mélange de potiron et de tomates fraîches pour trancher avec des potages aux légumes verts.

Les salades

Dans les régimes amaigrissants, écartez le maïs, les betteraves rouges, les cornichons aigre-doux et les petits oignons au vinaigre car ils contiennent trop de sucres. Sont permis par contre la ciboulette, les tiges d'oignons et les cornichons au vinaigre.

Quant aux carottes, supprimez-les dans un premier temps puis associez-les toujours à deux types de légumes moins sucrés pour abaisser leur index glycémique et bénéficier de leur richesse en caroténoïdes si bénéfiques pour la santé.

Autre petit détail, n'oubliez pas *le persil frais.* Plus les légumes sont verts et plus ils sont riches en vitamines C. Aussi étrange que cela puisse paraître, un petit brin de persil ne pesant que 10 g vous apportera déjà quelque chose comme 25 mg de vitamines C. Prenez donc l'habitude de saupoudrer vos potages, vos légumes, vos pommes de terre avec du persil fraîchement haché. Hachez-le donc à la dernière minute, juste avant de vous mettre à table, si vous voulez réduire au maximum la perte en vitamines C.

La base de vos salades composées : toutes les sortes de salades, quelques feuilles d'épinards frais, des tranches d'avocat, des petits dés ou des lanières de poivrons, des champignons émincés et arrosés de quelques gouttes de jus de citron pour éviter qu'ils ne s'oxydent, du céleri rave râpé, des tomates, des concombres, des radis, une fine julienne de poireaux, du chou blanc râpé, des haricots verts cuits et servis froids, des pousses de soja Bio blanchies, des petits bouquets de chou-fleur crus ou cuits, des asperges, des cœurs de palmier, des fonds d'artichaut, un peu de fenouil émincé, etc.

Les condiments au choix : des tiges d'oignons, de la ciboulette, du persil, du basilic, une cuillerée de germes de blé, quelques pignons de pin ou quelques noix, un peu de parmesan râpé, quelques olives ou tomates séchées ou du raifort râpé. Rajoutez la base protéique différente à chaque repas.

Sous forme de poisson et de fruits de mer :

Saumon fumé, elbot fumé, truite saumonée et fumée, anchois bien épongés, hareng au vinaigre, maatjes, crevettes, thon, saumon, crabe, scampis, salade de poulpe.

Sous forme de fromage :

Mozzarelle, feta, cubes de Samsoe, de Milner, de Leerdammer allégé, ricotta, cottage-cheese, chèvre, roquefort, cambozola light, etc.

Rien ne vous empêchera de rechercher encore le bon goût d'un fromage traditionnel.
En manger une ration raisonnable revient au même que d'abuser de produits maigres sous prétexte qu'ils sont allégés.
Un bon fromage traditionnel a un goût et une texture incomparable.
D'office, si on les sélectionne et qu'on les apprécie, on n'aura pas tendance à compenser par du grignotage un sentiment de frustration et de privation.
Tout est dans le sens de la mesure.
L'excès nuit… mais tout le reste est permis.

Sous forme d'œuf :

Œufs cuits durs, brouillés, pochés ou mollets.

Œufs durs farcis d'une moussinette de jambon, de thon, de saumon, de crabe. Mixez l'élément choisi avec une petite quantité de fromage blanc demi-gras.

Sous forme de protéines animales…

Blanc de poulet, poulet fumé, magret fumé, jambon fumé, jambon cuit, viande des Grisons, viande d'autruche fumée.

…ou végétales.

Tofu aux herbes ou fumé, pâté de seïtan.

Ces salades peuvent remplacer un repas complet ou un repas « tartines ».

Respectez le principe de ne pas manger de la viande deux jours de suite et rajoutez une fois de temps en temps, si vous le souhaitez, des pâtes froides, du riz complet, du riz sauvage, du blé gourmet, de la quinoa, de la semoule, des pois chiches ou des lentilles.

Les fruits

Ne commencez jamais votre journée sans une ration de fruits frais ou buvez le jus de deux oranges ou le jus d'un pamplemousse.

Libre à vous de rajouter le jus d'un citron.

« Le jus de deux oranges + 1 kiwi » couvrent vos besoins en vitamines C pour la journée »

<u>Le kiwi :</u>

N° 1 au hit parade des fruits les plus riches en vitamines C. Il vous en apporte une moyenne de

300 mg pour 100 g. Les citrons ont aussi la cote avec une moyenne de 60 mg pour 100 ml de jus.

Attention, la vitamine C est très fragile.

Pressez vos oranges et buvez le jus directement. Si vous attendez un petit quart d'heure avant de le boire, vous pourrez dire adieu aux précieuses vitamines. L'air, la lumière et la chaleur sont leurs ennemis mortels. Prenez toujours la précaution de conserver vos fruits dans le bac à légumes de votre réfrigérateur et ne les laissez pas sur le plateau à fruits, sur la table de la cuisine ou de la salle à manger.

<u>La banane :</u>

Elle rassasie et n'apporte que 100 kcal aux 100 g. Elle contient de l'amidon, sucre d'absorption lente. Mangez-la au petit déjeuner avec la première tranche de pain, si vous suivez un régime amaigrissant ou en collation l'après-midi 3 heures après le repas et 3 heures avant le repas suivant. C'est un excellent fruit pour couper une fringale qu'on a tort de supprimer dans les régimes.

Si vous êtes un sportif, sa richesse en magnésium et en potassium en font un aliment particulièrement intéressant pour prévenir les crampes musculaires pendant un effort prolongé.

<u>La pomme</u>

Excellent coupe-faim pour certains, elle ouvre l'appétit à d'autres.

Riche en eau et pauvre en calories, elle peut faire partie de votre ration de fruits frais au petit déjeuner ou servir de coupe-faim si vous la mangez trois heures après le repas de midi et avant le repas du soir. Si au contraire, elle avait tendance à vous ouvrir l'appétit, prenez ensuite un

Si vous suivez un régime amaigrissant, alternez maquereau, thon, saumon frais ou conservés au naturel avec des sardines grillées, du filet de hareng au vinaigre ou des poissons conservés dans de l'huile qu'il vous faudra égoutter. Sélectionnez des filets de maquereau à la sauce piquante Chili, à la moutarde, à l'estragon et au curry ou préférez du thon à la niçoise, à l'escavèche ou à la moutarde à l'ancienne. Écartez les préparations aigres-douces à base de maïs, d'ananas ou de sauces sucrées comme du ketchup et lire attentivement la liste des ingrédients pour traquer les sucres cachés.

petit-suisse maigre non édulcoré ou une petite portion de fromage allégé pour couper l'effet.

Elle contient aussi de la pectine qui emprisonne une partie du cholestérol ingéré et aide à réguler son taux.

La pastèque et le melon Galia

Ce sont des fruits très riches en eau et très peu caloriques, seulement 30 kcal. /100 g Ils sont recommandés sans restriction dans les régimes amaigrissants.

Les petits fruits rouges

Ils sont conseillés sans restriction et à tous moments vu leur faible teneur en glucides, leur supériorité en fibres et leur richesse en eau.

Quelques chiffres : les framboises : 4,7 g /100 g de glucides, les groseilles rouges (3,9 à 5,2), les groseilles à maquereau (2,2 à 6), le cassis (2,4), les mûres (3,8), les airelles et les myrtilles (2,4), les fraises (7).

Ils ont un index glycémique très bas vu leur faible teneur en sucres et leur richesse en fibre dépassant les 6 g /100 g.

En raison de leur richesse en tanin, les myrtilles et les framboises ont la réputation d'être constipantes.

La teneur en vitamines C des fruits peut varier en fonction des conditions climatiques : de 52 à 107 mg /100 g pour la fraise, de 18 à 37 mg pour la framboise, de 12 à 27 mg pour la mûre et de 90 à 360 mg pour le cassis.

La richesse en vitamines C du cassis est exceptionnelle et contrairement à d'autres fruits, elle est parfaitement stable, étant peu sensible à la chaleur et à l'oxygène.

Les fruits oléagineux

Les noix, les noisettes, les pistaches, les amandes ainsi que les graines de tournesol ou de soja Bio ont aussi la cote.

Absence de cholestérol, faible teneur en acides gras saturés mais richesse en deux acides gras essentiels (dont l'acide alpha linoléique vous protégeant des maladies cardio-vasculaires au même titre que les acides gras présents dans la graisse des poissons). Plus une palette d'antioxydants : bien qu'ils soient énergétiques, ils méritent que vous leur confériez une petite place de temps en temps au petit déjeuner et que vous agrémentiez par petites touches vos salades d'automne ou vos plats d'hiver à base de céréales.

Les protéines

Les protéines animales :

– Les protéines lactées : toutes les sortes de fromages, le lait, le yaourt, le kéfir et les dérivés grands fournisseurs de calcium et de phosphore.

– Les viandes.

– Les œufs sous toutes leurs formes. Le jaune contient du cholestérol. Le blanc n'en contient pas. Limitez-vous à 2 œufs par semaine si votre taux de cholestérol est trop élevé. Si ce n'est pas le cas, 2 œufs feront partie d'une semaine de menus bien équilibrés.

– Tous les poissons frais, les fruits de mer et crustacés.

Les viandes

On peut se passer carrément de viande si on le souhaite, mais à condition de suppléer au fer et aux vitamines du groupe B en consommant davantage de légumes verts, de légumineuses, de céréales complètes et quelques fruits secs. Quant aux huit acides aminés essentiels que l'organisme est incapable de synthétiser présents simultanément dans la viande, ils sont les constituants des protéines absolument indispensables pour la croissance et le maintien d'une masse musculaire en bon état, ils doivent être remplacés par la consommation de poisson ou d'un mélange de céréales complètes et de légumineuses ou d'une protéine végétale de substitution.

Mais pour ceux qui ne peuvent vivre sans viande et qui ne désirent pas basculer complètement dans le végétarisme, il faudrait idéalement, pour bien balancer les menus complet de la semaine, alterner viande et poisson au menu complet et la remplacer une fois au moins par un plat unique végétarien à base de légumineuses, de riz, de pâtes ou de céréales complètes ou semi-complètes. A ceci s'ajoute la possibilité, de consommer des œufs (pas plus de quatre par semaine) dans une préparation de remplacement si votre cholestérol est bon. Les fromages pourront aussi servir de protéines de substitution.

Aucune viande n'est formellement déconseillée excepté les abats, la cervelle, la moêlle et les parties grasses qui sont les filtres à déchets. Les viandes de dinde et de poulet méritent une place privilégiée à condition qu'elles proviennent d'animaux nourris et élevés selon les normes biologiques, car elles sont généralement peu grasses et le rapport entre les acides gras insaturés et saturés est plus élevé chez elles que chez les animaux de boucherie, (exception faite du canard et de l'oie, volailles plus grasses mais dont la teneur en acides gras mono insaturés est relativement élevée). Le mouton et l'agneau sont des viandes assez grasses, riches en acide alpha linolénique, bénéfiques pour la santé de votre cœur et vos artères. Variez aussi vos menus avec du lapin, du faisan, des cailles ou du pintadeau.

Il suffit d'imaginer des recettes diététiques améliorées pour consommer de tout.

Dans tous les cas, la modération est de mise.

Le poisson

Il doit conquérir plus de place dans vos menus de la semaine. Il doit être présent à raison de deux fois par semaine au minimum en plat principal et d'une fois au moins, en garniture pour le repas « tartines ».

Il mérite bien cette place par la qualité des graisses polyinsaturées qu'il vous apporte et son absence de cholestérol mais aussi par sa légèreté, ses qualités nutritives et sa variété vraiment extraordinaire !

Une variété d'espèces qui interdit toute monotonie, une variété de préparations dont la gamme s'étend du simple pochage aux braisés délicats en passant par les soupes, les papillotes, les grillades et les cuissons au four. Une variété de présentations : filets, tranches, pièce entière.

Sa richesse en acides aminés essentiels est identique à celle de la viande pour une teneur en graisse bien inférieure. Même les poissons considérés comme « gras » n'ont pas une teneur en graisse supérieure à celle de la viande. Une exception cependant : l'anguille avec ses 25 % de matières grasses.

Les graisses du poisson sont des « bonnes graisses » De nombreux travaux scientifiques ont démontré notamment que les Esquimaux du Groenland étaient protégés contre l'artériosclérose et la thrombose par une alimentation riche en poissons gras.

Les huiles de poisson nous protègent remarquablement contre l'athérome et la thrombose parce qu'elles sont principalement constituées d'acides gras polyinsaturés à 5 doubles liaisons (acides eicosapentaenoïques).

Ce qui est loin d'être négligeable, ces huiles de poisson vous apporteront tout naturellement des vitamines A et E, véritables éléments protecteurs, ainsi que des vitamines D et K.

À la question suivante : « Quel médicament employez-vous pour prévenir l'infarctus du myocarde ou l'hémiplégie ? » Un des chercheurs les plus réputés dans ce domaine aurait répondu par cette boutade : « Un peu d'huile d'olive, un peu d'huile de tournesol, des chairs et des huiles de poissons des mers froides et de la vitamine E ».

Les protéines végétales :

– Le quorn – le tofu – le tempeh – le seïtan – le soja – le lait de soja – les légumes secs et les légumineuses.

Les protéines végétales que l'on trouve dans le soja Bio et dans les légumineuses telles que les flageolets verts, les haricots rouges et blancs, les lentilles vertes et blondes, les pois chiches et les pois cassés doivent être associées obligatoirement à une céréale pour que la qualité des protéines soit équivalente aux protéines animales, tout en ayant l'avantage de ne pas fournir des graisses saturées.

Exemples : riz et soja – maïs et haricots – blé et pois chiches – lentilles et haricots.

Cette complémentarité est nécessaire car ensemble, elles fournissent les huit acides aminés essentiels à la construction d'une protéine que l'organisme ne peut fabriquer lui-même et que l'on retrouve au complet dans les protéines animales. De plus, l'assimilation des protéines végétales sera 30 à 50 % meilleure que si elles étaient prises séparément.

À titre comparatif : la teneur en protéines sera de 35 % pour le soja, de 25 % pour les lentilles et les pois cassés, de 20 % pour les pois chiches contre 17 % pour le bœuf et 13 % pour les œufs, avec une teneur inférieure à 2 % de lipides contre 12 % pour les œufs et les viandes extra-maigres.

Achetez-les Bio pour plus de sécurité alimentaire !

Il existe des laits de soja et des crèmes de soja Bio pour les intolérants au lactose contenu dans le lait de vache. Sachez que la lactase, enzyme qui permet la digestion du sucre du lait, disparaît naturellement chez l'homme. Elle devient dans certains cas, absente d'où l'intolérance.

Mais attention pour ceux qui surveillent leur poids, les laits et crèmes de soja sont sucrés avec du sirop de glucose ou de canne (raffiné ou non). Il existe un lait de soja sans sucre ajouté mais il a un goût amer.

Le lait de soja ne contient pas naturellement de calcium. Si vous supportez le lait de vache, ne changez rien et préférez le lait partiellement écrémé pour réduire de moitié les graisses saturées qu'il vous apporte.

Le quorn : protéine végétale provenant d'une plante apparentée au champignon appelée le Fusarium Graminearum. Cette plante produit une myco-protéine qui constitue le quorn, un procédé de fermentation identique à la fabrication du yaourt. On le mélange à du blanc d'œuf pour lui

Question goût, certains rivalisent avec les fromages ordinaires. D'autres n'auront pas votre préférence car ils manqueront manifestement de saveur et de consistance. À vous de faire le bon choix et de vous orienter vers le rayon « découpe » où le goût est mieux préservé que sous forme prétranchée et emballée.

donner une consistance. Il est riche en protéines mais pauvre en graisses. Il ne contient pas de cholestérol et vous apporte autant de fibres que les légumes. Vous pouvez l'intégrer sous la forme de haché dans vos plats de légumes farcis, de gratins de légumes, d'une sauce bolognaise ou dans un risotto en remplacement de la viande. Son goût est similaire à une viande blanche.

Il se présente aussi sous forme de dés de quorn, de sticks, de « quorn burger » et de filet de quorn aux herbes. On peut le cuire au four sans graisse puis le repassé quelques minutes dans une poêle légèrement huilée pour le griller en surface.

La valeur alimentaire : 355 kcal – 12,3 g protéines – 3,2 g lipides dont les graisses saturées ne sont que de 0,6 g – 1,8 g de glucides – 0 g de cholestérol – 4,8 g de fibres pour 100 g.

Le tofu est fabriqué à partir du lait de soja et il a la consistance d'un fromage blanc. On aime ou on n'aime pas. Il a une texture fine et un goût particulier. Il doit être obligatoirement cuisiné ou relevé avec toutes sortes d'herbes ou de condiments. Il ne contient que 4 % de lipides dont la plupart sont insaturés (environ 80 %) pour une teneur en protéines égale à 10 %.

Le tempeh est obtenu par fermentation du soja jaune par un champignon. Il a une consistance ferme et son aspect extérieur ressemble un peu à celui d'un camembert. Il est très riche en protéines (21 %) dont la digestion est hautement assimilée suite à la fermentation. Il peut remplacer avantageusement le fromage fort sans rajouter des graisses saturées. Un bon tempeh a une odeur et un goût qui rappelle ceux du champignon frais. Sa valeur en vitamines B2-B5-B6-B12 et PP est de loin supérieure à celle du soja.

Vous pouvez le découper en tranches ou en cubes pour être saisis dans une poêle légèrement huilée. Il peut aussi se réduire en purée pour la préparation d'une sauce ou d'une pâte à tartiner.

Le seitan « viande végétale » est obtenu à partir de gluten de blé, qui une fois isolé représente un concentré en protéines équivalent à 24 %. En magasin diététique, vous pourrez le trouver déjà cuit, prêt à être réchauffé ou accommodé. Un bon seitan aura une consistance souple et moelleuse dont la texture ressemble à celle de la viande. Il peut être consommé nature ou grillé dans une poêle légèrement huilée ou être intégré à une sauce bolognaise en remplacement de la viande de bœuf ou enfin se cuisiner en carbonnade avec toutes sortes de légumes ou d'ingrédients.

La valeur alimentaire pour 100 g : 110 kcal, 22 g de protéines, 1,2 g de lipides et 2,6 g de glucides.

Les protéines lactées

Riches en acides aminés essentiels comparables aux viandes, aux œufs et aux poissons, elles vous sont recommandées en tant que source privilégiée en calcium, ce synonyme de croissance, d'os solides et de moindres risques d'ostéoporose en vieillissant.

Depuis votre petite enfance jusqu'à vos trente ans, votre squelette assimile plus de calcium qu'il n'en excrète. À ce stade, vous atteignez un point d'équilibre appelé masse osseuse optimale, où votre squelette n'emmagasine plus de calcium et où il a plutôt tendance à se déminéraliser. Si vous faites partie de ces personnes qui ne boivent jamais de lait, ne mangent jamais de fromages ni autres produits laitiers et sporadiquement des légumes, vos os risquent de se fragiliser au fur et à mesure que vous prenez de l'âge. Si vous êtes une femme de plus de 35 ans, l'ossature a déjà com-

Ceux qui n'apprécient vraiment pas la saveur caractéristique de cette huile utiliseront pour la cuisson l'huile d'arachide ou l'huile de sésame et pour l'assaisonnement au choix, l'huile de carthame de première pression à froid, de tournesol, de soja, de colza ou de maïs Bio.

mencé à perdre 0,3 à 1 % de sa teneur en calcium. Il faut prendre en compte que le tabagisme, les excès de boissons alcoolisées, le manque d'activité physique et une alimentation déficiente et déséquilibrée accélèrent encore la dégradation osseuse.

Sachez enfin qu'il faut avoir des os solides pour vivre un quatrième âge en pleine activité car les personnes au squelette fragilisé seront forcément limitées dans leur action par manque de mobilité ou tout simplement par peur des risques de chute et d'accident.

Le calcium ne peut être efficace seul. Consommez en même temps des légumes, vous absorberez d'autres nutriments qui peuvent agir en synergie. La vitamine D est l'un des nutriments essentiels pour faciliter l'assimilation du calcium à partir de l'intestin grêle.

Les produits laitiers seront donc particulièrement recommandés dans toute alimentation équilibrée bien qu'ils représentent un désavantage certain : ils contiennent un pourcentage élevé en graisses saturées. Par ailleurs, les légumes n'en contiennent pas. Une alimentation riche en légumes est un bon moyen d'obtenir plus de calcium.

Le lait demi-écrémé, les yaourts et les fromages allégés en matières grasses sont tout aussi riches en calcium, en phosphore, en protéines et en vitamines B que les produits de même gamme plus riches en graisse, mais ils auront l'avantage de vous donner la garantie d'une faible teneur en cholestérol et en graisses saturées.

Ils pourront être consommés en complément ou certains jours en remplacement d'une viande dans vos menus répartis sur la semaine.

Les fromages à pâte dure allégés en matières grasses ont une teneur inférieure à 30 % de graisse sur la matière sèche. À l'heure actuelle, le choix ne manque pas. Il va du Milner au Leerdammer en passant par l'emmenthal allégé, le Westlite, le St Martin, le Da capo, le Samsoe, le gruyère maigre, le gouda light jeune ou mi-vieux, la tome maigre, le Tilsit, le Belleligne, le Baby Bell Light et j'en passe.

Vous pouvez goûter le fromage à tartiner maigre ou le fromage blanc demi-gras, nature ou mélangé aux herbes tels que le Philadelphia, le Boursin, le Tartare, le cottage cheese, le Gervais maigre, la ricotta, la mozzarelle et la feta. Les fromages fermentés comme le Pavé d'affinois, le Cœur de lion, le Rustique léger, le camembert Effi, le Suprême des Ducs, le cambozola light, le Herve doux, le fermier aux herbes et la feuille de Dreux, le tout en version allégée.

Les corps gras grands fournisseurs de lipides, votre réserve d'énergie à long terme

Les plus caloriques des nutriments (9 Kcal. pour 100 g) sont les lipides. Dans les années soixante, on s'est rendu compte que l'excès de graisse et de cholestérol était responsable de la majorité des maladies cardio-vasculaires. Du coup, la réaction fut de manger sans graisses et de prôner le steak grillé et la salade sans huile. Il a fallu une vingtaine d'années pour que l'on se rende compte de cette erreur nutritionnelle car les corps gras sont les constituants essentiels des parois de nos cellules. Lorsqu'elles s'appauvrissent en lipides, elles sont moins perméables aux échanges métaboliques et elles ne parviennent plus à se nourrir correctement, même si par ailleurs notre alimentation est bien pourvue en minéraux et en vitamines. Alors comment trouver le bon équilibre en mangeant suffisamment de matières grasses sans alimenter nos artères en cholestérol ? Tout simplement en distinguant les bonnes et les mauvaises graisses.

Les bonnes graisses sont les graisses riches en acides gras essentiels, constituants de nos membranes cellulaires et dont la chaîne comporte principalement des acides gras polyinsaturés. Plus un acide gras est insaturé, plus il offre des doubles liaisons pouvant véhiculer les molécules de cholestérol et de triglycérides qui sont en trop. Ces molécules peuvent se fixer sur la chaîne aux emplacements des doubles liaisons et être transportées normalement dans la circulation sanguine sans le risque de se déposer sur les parois des artères. Les acides gras sont d'autant plus importants qu'ils ne peuvent être synthétisés par l'organisme.

Alors comment modifier vos habitudes alimentaires dans un rôle de prévention ?

En cuisinant à l'huile d'olive vierge.

Elle supporte des préparations chaudes pouvant atteindre 180° bien qu'elle soit mono insaturée, l'acide oléique favorisant la baisse du mauvais cholestérol (LDL) sans porter atteinte au bon cholestérol (HDL).

En assaisonnant vos salades avec de l'huile d'olive extra vierge de première pression à froid obtenue par extraction mécanique sans l'aide de solvants chimiques.

Les composés phénoliques antioxydants sont restés intacts lors de l'extraction. Elle ne peut pas cuire au risque de se dénaturer rapidement.

Ayez donc toujours deux types d'huile d'olive en cuisine : vierge et extra vierge.

– En mangeant le plus possible de poissons.
– En limitant les mauvaises graisses.

Celles-ci sont contenues dans les viandes grasses, le beurre et les graisses cuites, les fritures etc. Elles ont effectivement des effets néfastes sur vos artères.

Comment cuire une viande plus grasse sans devoir rajouter de la matière grasse ?

Comment faire pour goûter encore une bonne saucisse, un oiseau sans tête, un pain de viande, un rôti de porc, un rôti Orloff, un jambonneau ou de la dinde farcie, etc. ?

Une façon simple de procéder consiste à mettre la viande choisie dans une cocotte ou dans un plat en verre allant au four, de ne pas ajouter de matière grasse et de placer le couvercle sur le plat pour démarrer la cuisson.

La température du four devra voisiner les 200°. Ainsi la chaleur sèche saisira de suite votre viande avant même que l'eau et la graisse n'en sortent pour prendre le relais d'une cuisson vapeur. Elle sera bien dorée et il y aura la formation d'un jus de cuisson pour les amateurs de sauces légères et diététiques. À vous de vérifier le temps de cuisson et de le prolonger si nécessaire.

Vous les adeptes du beurre frais, sachez qu'il n'est pas interdit d'en rajouter après cuisson dans vos légumes ou sur la tartine lorsque les garnitures ne sont pas tartinables. Utilisez toujours du beurre frais si vous ne voulez pas perdre ses qualités diététiques.

Vous cuisez vos légumes à la vapeur et vous rajoutez juste avant de servir un peu de beurre frais et du persil haché ; mieux vaut mettre moins de beurre que beaucoup de margarine ! Le beurre est source de vitamines A, D, E, K. Mais si vous souffrez d'hypercholestérolémie, réduisez le beurre et choisissez aussi des margarines végétales polyinsaturées. Les acides gras polyinsaturés diminuent le mauvais cholestérol (Ldl cholestérol) au profit du bon cholestérol (Hdl cholestérol).

Les « extras »

Miel, confiture, chocolat, biscuits, vin, boissons alcoolisées, etc.

Le tout est d'en user sans abuser. Tout est dans le sens de la mesure et dans la mesure du bon sens.

Indispensables : les fibres alimentaires

Première étape de la régularisation de votre appétit, elles vous obligeront à mastiquer et donc à manger plus lentement.

Le signal de la satiété est donné lorsque la glycémie est normalisée. Il faut compter 20 minutes. Rien à voir avec un estomac rempli.

Si vous mangez vite, vous avalez trop de nourriture et vous n'aurez pas les vingt minutes nécessaires pour normaliser votre glycémie et stopper ainsi la sensation de faim.

Les fibres se comportent aussi comme des éponges et en gonflant dans l'estomac, elles vous procurent une sensation de réplétion.

En ce qui concerne les repas de midi et du soir, optez pour les comprimés de fibres de betterave vendues en pharmacie ou en magasin diététique. Pour un résultat optimal, je vous conseille d'en prendre 3 comprimés avant le repas de midi et du soir. Pour obtenir un effet coupe-faim, prenez-les de préférence une demi-heure environ avant les repas avec un grand verre d'eau.

L'extrait sec de fibres de betterave contient 73 g de fibres pour 100 g. Leur capacité de rétention d'eau est de cinq fois leur volume. N'étant pas d'origine céréalière, les fibres de betterave ne contiennent aucune substance phytique qui contrecarre l'assimilation du calcium, du magnésium et du fer.

Ses principaux composants solubles comme les pectines permettent la formation d'un gel visqueux qui ralentira la vidange de l'estomac et la résorption des sucres. Ceci aura comme avantage de stabiliser l'index glycémique d'un repas et de moduler la réponse insulinique procurant une sensation de satiété plus rapide et plus durable.

Autre atout santé, les fibres solubles comme les pectines ou les gommes diminuent l'absorption du cholestérol ingéré en le piégeant dans leur structure gélatineuse et en l'éliminant ainsi, en partie dans le bol fécal.

Si vous aimez le choco à tartiner, préparez-le vous-même : dans un bain-marie, faites fondre 200 g de chocolat au maltitol (moitié fondant et moitié chocolat au lait), ajoutez 125 ml de lait demi-écrémé condensé non sucré. Retirez du bain-marie puis additionnez le mélange de 150 g de minarine. Le choco doit se conserver au frigo.

Enfin, comme vous le savez, elles augmentent le volume et le poids des selles et en facilitent le transit à condition de boire beaucoup d'eau (1,5 à 2 litres par jour). Certains intestins spastiques ont tendance à ne pas les tolérer. Informez-vous toujours chez votre médecin traitant.

Avoir accès à tout longtemps
Au petit déjeuner

Ne jamais sauter le petit déjeuner car c'est le meilleur moyen pour stocker d'office le repas suivant !

Le corps a un instinct de survie et il n'ira pas mobiliser les graisses si vous le laissez à jeun.

Au contraire, il aura tendance à faire encore plus de réserves.

Sauter le repas du matin, faire l'impasse sur le repas de midi ou le simplifier au minimum, c'est une des meilleures méthodes pour engraisser.

Prenez votre ration de fruits frais au petit déjeuner.

Les sucres du fruit feront remonter une glycémie relativement basse à jeun sans générer nécessairement un pic insulinique, si le fruit choisi est le kiwi ou l'agrume (orange, mandarine, clémentine, pamplemousse). Mangez le fruit entier, car la totalité des fibres absorbées qu'il contient abaissera d'office l'index glycémique. Si vous préférez les jus pressés, ne jetez pas la pulpe : consommez-la. Après la phase des 13 jours de déconditionnement, élargissez votre ration de fruits du matin et rajoutez-y un fruit de saison comme l'abricot, la mangue, l'ananas frais, le kaki, le kiwi, la papaye, la pêche, la nectarine, toutes les variétés de melon, la pomme, la poire, la prune et même la banane. Si votre transit est lent, optez pour deux ou trois figues, dattes, abricots ou pruneaux trempés la veille dont il faudra boire aussi le jus.

Faites une exception pour les raisins et les cerises dont l'index glycémique est nettement plus élevé.

> Si vous souffrez d'aigreur matinale, pour une meilleure tolérance, donnez la préférence au kiwi ou pressez-vous le jus de deux mandarines sans oublier d'y rajouter la pulpe. Buvez-le après avoir consommé la première tranche de pain pour éviter d'agresser votre estomac à jeun et renouveler cette désagréable sensation d'aigreur.

Si vous voulez y goûter et vous faire plaisir, prenez-en une fois de temps en temps au même moment, après la phase de déconditionnement mais jamais trois jours de suite, pour ne pas reconditionner votre réponse insulinique.

Si vous aimez consommer un fruit supplémentaire, placez-le dans l'après-midi tout en respectant le délai des trois heures.

Pas besoin de faire attention aux calories, le petit déjeuner est de toute façon bien éliminé par l'organisme, à une condition cependant : il faut éviter d'absorber beaucoup de sucres rapides (confiture, sirop, chocolat) et de sucres raffinés (pain blanc, cramique), des sucres et des graisses associées dans les croissants, brioches ou petits pains au chocolat. Ces sucres exciteront votre appétit et vous pousseront à manger davantage. Remplacez-les par un aliment protéiné sous la forme d'une tranche de fromage à pâte dure allégé ou d'un fromage blanc maigre (ou demi-gras si vous l'aimez plus onctueux), que vous consommerez nature ou légèrement relevé avec du poivre noir, de la ciboulette, des tranches de radis, de l'ail ou des fines herbes.

Des tartines ? Oui. Elles peuvent être la base du petit déjeuner. Idéalement il faudrait que la teneur en amidon de votre pain soit réduite. Choisissez un pain fabriqué avec un certain pourcentage de gluten incorporé à de la farine intégrale.

Le pain au gluten n'est pas disponible partout. À défaut, si vous aimez les tartines et ne voulez pas être frustrés, choisissez du pain complet aux multicéréales. Au petit déjeuner, libre à vous d'ajuster sa quantité selon votre appétit du moment.

Sur vos tartines, ne rajoutez pas de matières grasses si la garniture choisie est tartinable.

Sinon, optez pour une noisette de beurre ordinaire ou de beurre allégé ; si votre cholestérol est déjà trop élevé, choisissez de la minarine à 40 % de matière grasse polyinsaturée.

Ne prenez aucune charcuterie le matin.

Si vous aimez la confiture, choisissez-la sans sucre ajouté ou préparez vous-même vos marmelades de fruits frais sans sucre évidemment, auxquelles vous ajouterez après refroidissement complet une faible quantité d'aspartame juste pour adoucir le goût.

Quant aux adeptes du chocolat, qu'ils veillent à ce que les sucres soient remplacés par des polyols et que le pourcentage en cacao atteigne les 70 % au moins. J'en connais qui ne peuvent démarrer leur journée sans lui ! Il est vrai qu'il est tonique et vous met de bonne humeur. La théobromine qu'il contient favorise les fonctions intellectuelles, calme les angoisses et donne un agréable coup de fouet grâce à son concentré d'énergie, de fer, de magnésium et de vitamines B1. Mais gare à l'accoutumance et à l'excès ! Il faut tenir compte des 500 kcal fournies par les 100 g d'une simple tablette de chocolat fondant même sans sucre ajouté.

Les céréales peuvent remplacer le pain. Choisissez-les complètes et sans sucre ajouté. À vous de lire correctement la liste des ingrédients. Versez du lait demi-écrémé dans votre bol de céréales et prenez en fin de repas une portion de fromage (allégé ou non) pour ne pas terminer le petit déjeuner par une note sucrée.

TROISIÈME PARTIE :
les menus

Alléger et équilibrer vos repas

Pour être correctement équilibré, chacun de vos repas quotidiens devrait comprendre un aliment puisé dans chacune des familles, en tenant compte des proportions recommandées individuellement.

Le secret de la forme sans les formes !

Le petit déjeuner à lui seul doit regrouper toutes les familles et le repas de midi peut compenser le repas du soir et inversement, le tout bien équilibré et diversifié dans le planning de la semaine.

C'est en tenant compte de ces critères que je vous propose toutes sortes de menus pour une semaine avec une multitude d'équivalences.

LUNDI

LE REPAS DE MIDI

Une salade grecque • Brochettes de fromage •Tomates farcies au fromage • Toasts au jambon et au fromage • Toasts aux champignons et au fromage • Toasts aux épinards et au fromage • Fromage de chèvre tiède • Toast au brie chaud • Toast au camembert chaud

UNE SALADE GRECQUE

Préparez une vinaigrette allégée.
Dans un ravier hermétique, placez des rondelles de tomates et de concombre. Ajoutez la feta découpée en cubes et rajoutez les olives.

La valeur alimentaire : une moyenne de 392 kcal. – 21,6 g de protéines – 30 g de lipides – 8,9 g de glucides.

Par personne :
100 g de feta,
2 tomates en grappe
concombre,
4 olives.

BROCHETTES DE FROMAGE

Montez les cubes de fromage en alternant tomate cerise, dés d'emmenthal, dés de concombre et dés de fromage. Terminez par une olive. Dressez sur des feuilles de salade.

La valeur alimentaire : une moyenne de 343,2 kcal. – 34,9 g de protéines – 20 g de lipides – 5,9 g de glucides.

Accompagnement : quelques crudités bien sélectionnées.

Par personne :
2 tomates cerise,
2 cubes d'emmenthal allégé (25 g chacun), 2 dés de concombre,
2 cubes de fromage à pâte dure allégé (25 g chacun), 2 olives,
Salade.

Tomates farcies au fromage

Par personne :
2 tomates,
50 g de filet d'Anvers,
100 g de fromage blanc demi-gras,
petits dés de tiges de céleri,
ciboulette.

Mixez le fromage blanc avec le filet d'Anvers émincé. Ajoutez les petits dés de céleri et la ciboulette hachée. Mélangez délicatement et placez au réfrigérateur. Attendez une heure. Remplissez les tomates avec le mélange et servez sur un lit de salade.

La valeur alimentaire : Une moyenne de 286 kcal. – 20,2 g de protéines – 18,9 g de lipides – 8,9 g de glucides.

Base identique par personne pour toutes les recettes de toasts : 3 tranches de pain au gluten, à défaut 2 petites tranches d'un pain de froment complet ou multicéréales ou d'un pain de seigle. (2 X 35 g). Grillez les tranches de pain si vous voulez.

Toasts au jambon et au fromage

Par personne :
Une tranche de fromage à pâte dure allégé, 50 g de jambon cuit braisé, pointes d'asperges, dés de tomates, 25 g de gruyère maigre râpé.

Coupez en deux la tranche de fromage et de jambon pour garnir la tranche de pain. Couvrez avec des pointes d'asperges, décorez avec des dés de tomates et parsemez de gruyère maigre râpé.

La valeur alimentaire : Une moyenne de 374 kcal. – 34,8 g de protéines – 13,2 g de lipides – 29 g de glucides.

Toasts aux champignons et au fromage

Champignons tranchés, 2 tranches de fromage à pâte dure allégé, persil plat haché.

Déposez sur chaque tranche de pain une couche de champignons tranchés et blanchis en alternance avec une demi-tranche de fromage et parsemez de persil haché.

La valeur alimentaire : une moyenne de 361 kcal. – 27,8 g de protéines – 15,4 g de lipides – 27,8 g de glucides.

Toasts aux épinards et au fromage

Champignons tranchés, 1 tranche de fromage allégé de type Milner, Westlite, Effi, tome, Da capo etc. 200 g d'épinards frais, 4 rondelles de tomate, 25 g de parmesan ou de gruyère maigre râpé.

Plongez 5 minutes les épinards dans de l'eau bouillante légèrement salée. Égouttez-les en les pressant pour extraire l'eau résiduelle.

Sur chaque toast, posez une demi-tranche de fromage que vous recouvrez de deux c.à s. d'épinards. Ajoutez 2 tranches de tomate et parsemez de fromage.

La valeur alimentaire : une moyenne de 309 kcal. – 23,4 g de protéines – 11,2 g de lipides – 28,8 g de glucides.

Variante : passez vos toasts au four quelques minutes pour gratiner le fromage.

Toasts au chèvre tiède

200 g d'épinards frais, 2 rondelles de fromage de chèvre (60 g), une pincée d'origan, une pincée de basilic, une pincée de cerfeuil.

Plongez 5 minutes les épinards dans de l'eau bouillante légèrement salée. Égouttez-les en les pressant pour extraire l'eau résiduelle.

Grillez les tranches de pain et déposez sur chacune d'elles les épinards, le fromage de chèvre relevé d'une pincée d'origan, de basilic et de cerfeuil haché. Passez au gril quelques minutes.

La valeur alimentaire : Une moyenne de 272 kcal. – 12 g de protéines – 13,6 g de lipides – 26,3 g de glucides.

Variantes : Toasts au brie ou au camembert chaud. Même ingrédients mais remplacez le chèvre par 50 g de brie ou de camembert découpé en fines lamelles.

LE REPAS DU SOIR

Un soufflé aux épinards • … aux courgettes • … à la scarole • Gratin de légumes • Asperges – œufs mimosa – sauce mousseline light • Petites bottes d'asperges au saumon fumé • Une quiche au jambon et aux champignons • … aux poireaux • … aux épinards • … aux crevettes et asperges • … au saumon fumé• … au thon • … au fromage de chèvre • … au cambozola light • Flan aux épinards • Flan aux poireaux • Crêpes au saumon fumé • La frisée aux petits lardons

UN SOUFFLÉ AUX ÉPINARDS

Pour 4 personnes :
4 œufs,
1 kg 250 d'épinards,
1,5 dl de crème fraîche allégée,
50 g de gruyère râpé maigre,
un peu de sel, du poivre.

Pour la cuisson :
4 moules à soufflé,
huile d'arachide pour graisser.

Triez les épinards, coupez les tiges dures et lavez les feuilles. Plongez 10 minutes les épinards dans de l'eau bouillante légèrement salée. Égouttez-les en les pressant pour extraire l'eau résiduelle. Hachez-les grossièrement.

Pour préparer une sauce béchamel sans liant, choisissez une crème fraîche allégée à 20 % de matières grasses et contenant de la farine de caroube, car elle peut réduire par simple ébullition. Vous épargnerez ainsi l'adjonction d'un liant.

Versez la crème allégée dans un poêlon, salez légèrement et portez à ébullition. Attendez quelques minutes jusqu'à ce qu'elle réduise à la consistance voulue. Retirez de la source de chaleur.

Cassez les œufs en séparant les blancs des jaunes et ajoutez à la crème épaisse les jaunes ainsi que le gruyère râpé. Incorporez le tout aux épinards. Rectifiez l'assaisonnement.

Enduisez 4 moules individuels à soufflé avec un peu d'huile d'arachide.
Battez les blancs d'œufs en neige très ferme et incorporez-les délicatement au mélange « épinards crème », répartissez le tout dans les moules à soufflé. Mettez à cuire une vingtaine de minutes au four à 160°, augmentez la température du four à 200° et laisser cuire encore 5 minutes sans ouvrir la porte du four. Servez aussitôt.

La valeur alimentaire : 197 kcal. – 12 g de protéines – 15 g de lipides – 3 g de glucides.

Les variantes : Un soufflé aux courgettes ou à la scarole. Remplacez les épinards par des courgettes ou de la scarole.

Gratin de légumes

Cuisez séparément à la vapeur le chou-fleur al dente et la courgette non épluchée mais coupée en petits dés. Mettez-les ensuite dans un plat allant au four. Recouvrez avec une tomate non cuite mais coupée en petits dés.

Battez deux œufs avec de l'eau pétillante ; ce qui émulsionne davantage l'œuf, salez légèrement et poivrez. Ajoutez un peu de muscade (facultatif) et du persil haché. Versez sur le mélange de légumes et couvrez de gruyère maigre râpé.

Faites cuire à four préchauffé une vingtaine de minutes à 160°.

La valeur alimentaire : une moyenne de 345 kcal. par portion – 31,7 g de protéines – 19 g de lipides – 11,9 g de glucides.

La variante : **rajoutez quelques crevettes grises.**

Pour une personne :
Quelques bouquets de chou-fleur, 1 petite courgette,
une tomate ferme,
2 œufs, eau pétillante, un peu de sel et de poivre noir au moulin, muscade (facultatif), persil haché, 50 g de gruyère allégé.

Pour
4 personnes :
400 ml de lait demi-écrémé,
100 g de farine fermentante,
2 œufs entiers,
100 g de gruyère maigre râpé,
400 g de champignons de Paris,
un peu de sel et de poivre noir au moulin.

Une quiche au jambon et aux champignons

C'est une recette diététique ultrarapide car vous ne devrez pas préparer une pâte à l'avance. Mélangez simplement les ingrédients dans l'ordre indiqué dans la liste. Testez-la sans hésiter et vous serez agréablement surpris.

Enlevez la graisse apparente du jambon et coupez-le en petits morceaux. Battez les 2 œufs et mélangez les ingrédients dans l'ordre indiqué dans la liste. Versez dans un moule à tarte dont le revêtement est antiadhésif et cuisez à four moyen à 180° pendant 45 minutes environ. Servez chaud.

La valeur alimentaire : une moyenne de 321 kcal. par portion, 25 g de protéines – 12,5 g de lipides – 27,5 g de glucides.

Variantes :
- Une quiche aux poireaux ou aux épinards. Remplacez les champignons par 200 g de poireaux ou d'épinards cuits et égouttés.
- Une quiche aux crevettes et aux asperges. Remplacez les champignons par des pointes d'asperges et le jambon par les crevettes. Choisissez des crevettes grises ou roses cuites et décortiquées. Rectifiez l'assaisonnement.

Pour 4 personnes :
200 g de pâte brisée, moule antiadhésif : 25 cm de diamètre, 100 g de saumon fumé, 500 g de chicons ou brocolis ou blancs de poireaux cuits, 200 g de carpaccio de saumon ou saumon frais découpé en fines tranches, 2 œufs, 100 ml de crème fraîche allégée, 100 ml de lait demi-écrémé, un peu de sel et de poivre noir au moulin

Une quiche au saumon fumé

Graissez légèrement le fond du moule et étalez la pâte. Faites quelques trous avec une fourchette de part et d'autre.
Répartissez sur la surface le saumon fumé et recouvrez avec le légume choisi puis le carpaccio de saumon.
Versez le mélange œufs battus, lait demi-écrémé et crème allégée.

Rectifiez l'assaisonnement et cuisez à four moyen à 180° pendant 45 minutes environ. Servez chaud.

La valeur alimentaire : une moyenne de 457 kcal. – 24 g de protéines – 25,7 g de lipides – 32,5 g de glucides

Quiche au thon

Pour 4 personnes :
200 g de pâte brisée, moule antiadhésif : 25 cm de diamètre, moutarde forte, 300 g de thon au naturel, 450 g de tomates pelées au basilic, 125 g de mozzarelle.

Graissez légèrement le fond du moule et étalez la pâte. Faites quelques trous avec une fourchette de part et d'autre.
Tartinez le fond de moutarde et émiettez le thon au naturel sur toute la surface, puis versez les tomates pelées.
Couvrez avec des tranches de mozzarelle et cuisez à four moyen à 180° pendant 45 minutes environ. Servez chaud.

La valeur alimentaire : une moyenne de 287 kcal. – 28,9 g de protéines – 16,5 g de lipides – 5,75 g de glucides

Quiche au fromage de chèvre

Pour 4 personnes :
200 g de pâte brisée : moule anti-adhésif : 25 cm de diamètre, 2 œufs entiers, 100 ml de crème fraîche allégée, 100 ml de lait demi-écrémé, 2 échalotes, 300 g de fromage de chèvre frais, un peu de sel et de poivre noir au moulin, thym.

Graissez légèrement le fond du moule et étalez la pâte. Faites quelques trous avec une fourchette de part et d'autre.
Émincez les échalotes et versez-les sur le fond de la pâte ainsi que le mélange d'œufs battus avec le lait demi-écrémé et la crème allégée.
Répartissez sur l'ensemble le fromage de chèvre coupé en morceaux et relevez le tout avec du thym. Rectifiez l'assaisonnement.
Cuisez à four moyen à 180° pendant 45 minutes environ. Servez chaud accompagnée d'une frisée.

La valeur alimentaire : une moyenne de 420 kcal. – 11,34 g de protéines – 29,1 g de lipides – 28,6 g de glucides.

L'accompagnement : une frisée.

Pour 4 personnes :
200 g de pâte brisée, moule antiadhésif : 25 cm de diamètre, 2 œufs entiers, 200 ml de crème fraîche allégée, 200 g de cambozola allégé, 450 g d'épinards frais, 200 g de blanc de poireaux, 3 éclats d'ail, un peu de sel et de poivre noir au moulin, quelques noix.

Quiche au cambozola allégé

Graissez légèrement le fond du moule et étalez la pâte. Faites quelques trous avec une fourchette de part et d'autre.

Triez les épinards, coupez les tiges dures et lavez les feuilles. Plongez 10 minutes les épinards dans de l'eau bouillante légèrement salée. Égouttez-les en les pressant pour extraire l'eau résiduelle. Hachez-les grossièrement.
Émincez les blancs de poireaux et cuisez-les à la vapeur avec l'ail pilé.

Battez les deux œufs avec la crème allégée, ajoutez le fromage et les légumes. Salez légèrement et poivrez. Versez dans le moule et garnissez la surface avec quelques noix décortiquées.
Cuisez à four moyen à 180° pendant 45 minutes environ. Servez chaud accompagné d'une salade.

La valeur alimentaire : une moyenne de 263 calories – 17,7 g de protéines – 12,5 g de lipides – 20 g de glucides.

Variantes : - remplacez les poireaux par des brocolis ou le cambozola par du chèvre.

Pour 2 personnes :
4 œufs, 100 ml de crème fraîche allégée, 300 g d'épinards en branches, 75 g de gruyère maigre, un peu de sel et du poivre noir.

Flan aux épinards

Cuisez les épinards ou les poireaux à la vapeur. Égouttez-les.
Battez les œufs avec la crème fraîche et ajoutez-y le gruyère râpé. Salez et poivrez.
Mélangez le tout et versez dans un moule légèrement graissé et cuisez à four moyen à 180° au bain-marie pendant une vingtaine de minutes.

La valeur alimentaire : une moyenne de 298 kcal. – 17,7 g de protéines – 22 g de lipides – 7,3 g de glucides.

Variante : flan aux poireaux. Remplacez les épinards par des blancs de poireaux.

Le flan aux poireaux

Pour 4 personnes : 6 œufs, 2 poireaux, 50 ml de crème allégée, 1 pincée de noix de muscade, 1 pincée de cumin.

Lavez les poireaux et coupez-les en rondelles. Plongez-les dans de l'eau bouillante salée et laissez cuire deux minutes avant de les égoutter.

Battez les œufs en omelette et ajoutez la crème allégée, la muscade, le cumin puis les poireaux égouttés.

Remplissez 4 ramequins individuels au revêtement antiadhésif et mettez au four à 160° dans un bain-marie pendant 40 minutes environ.

Au moment de servir, démoulez les flans et présentez-les sur des assiettes individuelles, accompagnés d'une salade mixte.

La valeur alimentaire : une moyenne de 164,9 kcal. – 11 g de protéines – 11,5 g de lipides – 4,37 g de glucides

Crêpes au saumon fumé

Pour 6 personnes :

400 g de poissons fumés (saumon, elbot), 200 ml de crème fraîche allégée fouettable, 1 c.à c. de raifort râpé, 1 citron vert, ciboulette.

Pour la pâte à crêpe :
60 g de farine de blé, 60 g de farine de sarrasin, 250 ml de lait demi-écrémé, 2 œufs, une pincée de sel, 1 c.à s. d'huile d'arachide.

Préparez la pâte : mélangez les œufs, les farines et la pincée de sel. Délayez avec le lait.
Laissez reposer 30 minutes.

Fouettez la crème allégée très froide jusqu'à ce qu'elle soit légère et mousseuse. Incorporez le raifort et la ciboulette ciselée. Versez-la dans un bol et mettez à table.

Disposez les tranches de poisson fumé sur un plat avec des rondelles de citron vert coupées en quatre.

Huilez légèrement la surface d'un appareil à crêpes. Posez-le au centre de la table.

Chaque convive y fera cuire des galettes de blé noir qu'il garnira à sa guise avec les poissons fumés et la crème fouettée au raifort.

La valeur alimentaire : une moyenne de 310 kcal.
– 20,3 g de protéines – 18 g de lipides
– 1,46 g de glucides.

Frisée aux petits lardons

Pour 2 personnes : Une frisée, 50 ml de lait demi-écrémé, vinaigre de noix, 200 g de dés de lardons maigres sans couenne, 2 œufs, facultatif : moutarde sans sucre ajouté.

Nettoyez la frisée et répartissez-la sur deux assiettes.
Cuisez les lardons tout doucement, sans ajouter une matière grasse supplémentaire, dans une poêle au revêtement antiadhésif, jusqu'à ce qu'ils soient bien grillés.

Quand les lardons sont cuits, déglacez avec le vinaigre de noix un filet de lait demi-écrémé concentré. Versez sur la frisée et garnissez avec deux œufs pochés ou cuits mollets.

La valeur alimentaire : une moyenne de 255 kcal.
– 17,8 g de protéines – 17,6 g de lipides
– 6,5 g de glucides

Variante :
- Remplacez les lardons par deux tranches de filet de truite fumée que vous enroulez autour des œufs.
- Préparez les œufs en omelette et ajoutez de la ciboulette hachée pour relever le tout. Enroulez l'omelette avec la tranche de filet de truite fumée. Mettez au frigo et laissez refroidir puis coupez en tronçons et garnissez votre salade.
- Remplacez la frisée par des haricots verts.

MARDI

LE REPAS DE MIDI

Le melon Galia farci aux crevettes • ... au crabe • La barquette de concombre farcie au thon • ... aux crevettes • ... au crabe • ... au saumon • Citron farci au thon • Le filet de hareng en salade • La mozzarelle au thon • L'avocat farci aux crevettes ... au crabe • ... au thon • ... au saumon • Du cabillaud et des crevettes à l'avocat • De la truite fumée • Toasts aux crevettes • Une salade de chou fleur froid – thon au naturel – tomates • ... de haricots verts – tomates – thon au naturel • Une salade de fenouil au thon • une salade tiède au saumon fumé

LE MELON GALIA FARCI AUX CREVETTES

Pour une personne :

La moitié d'un petit melon Galia, 100 g de crevettes décortiquées, 4 feuilles de laitue, 4 tomates cerise, jets de soja ou si vous préférez quelques rondelles de concombre.

Mayonnaise light :
1 c.à c. de mayonnaise allégée, 2 c.à c. de yaourt nature, persil ou cerfeuil haché.

Coupez le melon en deux parties égales. Si vous voulez un plus bel effet, marquez avec un couteau pointu le contour d'un feston et suivez le trait en traversant la peau et la chair en une seule fois.
Enlevez les pépins et prélevez des boules de melon.

Nettoyez, lavez la laitue et réservez une feuille verte pour la garniture, détaillez le reste en lanières. Lavez les tomates. Coupez un tronçon de concombre en très fines lamelles sans l'éplucher au préalable.

Préparez la sauce : mélangez la mayonnaise allégée avec le yaourt, le persil ou le cerfeuil haché.

Garnissez le bord du melon avec une feuille de laitue. Disposez au fond les lanières de salade puis les crevettes mélangées aux tomates cerise et terminez par les rondelles de concombre nappées de sauce et saupoudrées de persil ou de cerfeuil haché.

Dans un régime amaigrissant, choisissez le melon Galia (ou si vous préférez, le melon vert ou le melon jaune appelé aussi melon espagnol) car il est pauvre en glucides et très riche en eau. La valeur alimentaire pour 100 g: une moyenne de 31 kcal. – 6,5 g de glucides et 92 g d'eau.

Le Cavaillon est plus sucré, réservez-le en collation uniquement, tout en respectant le délai des 3 heures.

La valeur alimentaire : une moyenne de 253,5 kcal. – 38,5 g de protéines – 3,35 g de lipides – 17,35 g de glucides.

Les variantes : - melon farci au crabe. Remplacez les crevettes par du crabe.

LA BARQUETTE DE CONCOMBRE FARCIE AU THON

Pour une personne : Un quart de concombre, 125 g de thon au naturel, quelques feuilles de laitue, 2 tomates, persil, ciboulette, une c.à c.de mayonnaise allégée.

Lavez le concombre sans l'éplucher. Fendez-le en deux sur sa longueur. Retirez les graines avec une petite cuillère et coupez la chair en petits dés.

Lavez les feuilles de laitue et gardez-les entières pour la garniture. Hachez le persil et la ciboulette.

Écrasez le thon avec le jus de la boîte et la mayonnaise allégée. Mélangez-le avec les dés de concombre, le hachis de persil et de ciboulette. Remplissez les concombres de ce mélange et déposez-les sur des feuilles de laitue et de

tomates découpées en rondelles. Décorez avec le demi-citron.
La valeur alimentaire : une moyenne de 180 kcal. – 27,5 g de protéines – 4,72 g de lipides – 7 g de glucides.

Variantes : barquette de concombre farcie aux crevettes, au crabe ou au saumon.

Citron farci au thon

Pour une personne :
un citron, 50 g de thon au naturel, 1 petit-suisse maigre, un peu de sel et du poivre, paprika

Coupez le citron en deux et pressez le jus. Videz l'intérieur. Récupérez le jus et travaillez-le avec le thon émietté et le petit-suisse maigre. Salez légèrement et poivrez. Farcissez les deux demi-citrons et servez, accompagnés d'une salade.

La valeur alimentaire : une moyenne de 230 kcal. – 12,3 g de protéines – 7,3 g de lipides – 2,25 g de glucides.

Le filet de hareng en salade

Pour une personne :
2 filets de hareng au citron ou au vinaigre, 100 g de petits pois extra, 50 g de ricotta, une demi-batavia, un demi-poivron rouge, 50 ml de crème allégée, 1 c.à c.de cerfeuil haché, une c.à c.d'aneth haché, un filet de jus de citron.

Découpez le poivron et les filets de hareng en fines lanières. Coupez la ricotta en petits dés. Mélangez-la délicatement avec les petits pois et la salade.
Préparez la sauce en mélangeant la crème allégée, le filet de citron, le cerfeuil et l'aneth hachés. Versez sur la salade.

La valeur alimentaire : une moyenne de 333 kcal. – 27,5 g de protéines – 15 g de lipides – 22 g de glucides.

La mozzarelle au thon

Pour une personne :
Une demi-mozzarelle, 100 g de thon conservé au naturel, 6 champignons de Paris frais, 2 tomates pelées, une échalote, quelques feuilles de laitue, 2 c.à c. d'huile d'olive, un peu de sel et de poivre noir au moulin, une pointe de poivre de Cayenne.

La veille : nettoyez et émincez les champignons. Hachez finement l'échalote et grossièrement les tomates. Chauffez l'huile dans une petite poêle et faites-y revenir, sans les colorer, l'échalote hachée, les champignons et les tomates, salez et poivrez. Couvrez et laissez cuire à feu doux une vingtaine de minutes. Laissez refroidir.

Le lendemain : incorporez le thon émietté à la sauce de la veille. Rectifiez l'assaisonnement et relevez éventuellement d'une pointe de poivre de Cayenne. Coupez la mozzarelle en tranches, les disposer sur un lit de salade, le tout garni avec la préparation.

La valeur alimentaire : une moyenne de 277 kcal. – 35 g de protéines – 10,6 g de lipides – 10 g de glucides.

L'avocat farci aux crevettes

Pour une personne :
Un demi-avocat bien mûr, 100 g de crevettes grises, un filet de citron, persil.
laitue, une tomate, quelques rondelles de concombre.

Coupez l'avocat en deux, enlevez le noyau, détachez la chair, écrasez-la en purée. Ajoutez le jus de citron, les crevettes et mélangez.
Remplissez le demi-avocat de ce mélange et garnissez d'un brin de persil. Posez-le sur un lit de salade et garnissez l'ensemble avec des rondelles de tomate et de concombre.

La valeur alimentaire : une moyenne de 308 kcal. – 23,7 g de protéines – 19 g de lipides – 9,9 g de glucides.

Variantes : L'avocat farci au crabe, au thon ou au saumon.

Du cabillaud et des crevettes à l'avocat

Pour une personne :
100 g de cabillaud, 25 g de crevettes roses cuites, salades mélangées à volonté, une tomate, 1 demi-avocat, une c.à s. de fromage blanc maigre, le jus d'un demi-citron, ciboulette, un peu de poivre noir au moulin.

La veille, faites cuire le cabillaud à la vapeur ou arrangez-vous pour préparer du cabillaud en repas complet et bénéficier ainsi d'une portion supplémentaire pour le lendemain.
Le matin, coupez l'avocat en deux. Épluchez les deux moitiés et mixez-en une avec le fromage blanc. Ajoutez quelques gouttes de citron et un peu de poivre.
Tranchez la tomate. Mettez les feuilles de salade dans une boite hermétique. Ajoutez le cabillaud par-dessus les crevettes, les rondelles de tomate, la sauce à l'avocat puis la ciboulette. Mélangez au dernier moment.

La valeur alimentaire : une moyenne de 258 kcal. – 24,9 g de protéines – 16,3 g de lipides – 3 g de glucides.

De la truite fumée

Pour une personne :
100 g de truite fumée, 50 g de fromage blanc maigre, concombre, salades, une branche d'aneth.

Coupez des petits dés et des rondelles de concombre.

Émincez une demi-tranche de truite fumée et mélangez-la au fromage blanc et aux petits dés de concombre. Ajoutez l'aneth.

Accompagnez de cette sauce le reste de truite fumée. Garnissez de salades et de rondelles de concombre et décorez d'aneth.

La valeur alimentaire : une moyenne de 170,8 kcal. – 23,4 g de protéines – 6 g de lipides – 5,8 g de glucides.

Pour une personne :
3 tranches de pain au gluten, à défaut : 2 petites tranches d'un pain de froment complet ou multicéréales ou pain de seigle (2 x 35 g), 100 g de crevettes grises, 1 c.à c. de mayonnaise allégée, cerfeuil haché.

Toasts aux crevettes

Incorporez la mayonnaise allégée aux crevettes, étalez sur le toast et saupoudrez de cerfeuil haché.

Salades en complément.

La valeur alimentaire : une moyenne de 217 kcal. – 25,8 g de protéines – 4,5 g de lipides – 18,5 g de glucides.

Variante : Étalez sur chaque toast, des fines lamelles de poireaux préalablement blanchis, ajoutez les crevettes, parsemez d'une pincée de fines herbes hachées (ciboulette, estragon, origan, persil, saupoudrez de gruyère maigre râpé ou de parmesan et passez quelques minutes sous le gril.

Pour une personne :

100 g de thon au naturel, salades, chou-fleur froid, rondelles de tomate. Vinaigrette allégée

Une salade de chou-fleur froid – thon au naturel – tomates

Mélangez les feuilles de salade au chou fleur et aux rondelles de tomates. Servez avec la vinaigrette minceur et garnissez du thon émietté.

La valeur alimentaire : une moyenne de 172 kcal. – 46 g de protéines – 6 g de lipides – 8,9 g de glucides.

Variante : Haricots verts froids - tomates - thon au naturel - salades mélangées.

Pour 4 personnes :
3 bulbes de fenouil, 400 g de thon au naturel, 8 olives noires.
La vinaigrette allégée.

Une salade de fenouil au thon

Retirez les feuilles extérieures des bulbes de fenouil, émincez finement les autres et mélangez-les dans un saladier avec le thon émietté et les olives. Arrosez avec la vinaigrette.

Votre salade sera meilleure après 15 minutes de macération.

La valeur alimentaire : une moyenne de 60 kcal. – 26 g de protéines – 10 g de lipides – 2,9 g de glucides.

Une salade tiède au saumon fumé

Pour 2 personnes :
125 g pesés avant cuisson de petits raviolis de pâtes fraîches fourrés au choix à la ricotta et aux épinards, au fromage et au jambon ou à la dinde,
un peu de sel,
300 g de tomates cerise,
basilic frais,
100 g de saumon fumé.

Faites bouillir une grande quantité d'eau, ajoutez-y un peu de sel et faites cuire les pâtes à feu doux pendant 4 à 5 minutes.
Tranchez les tomates cerise en quartiers, ajoutez du basilic frais puis le saumon fumé coupé en petits dés.
Égouttez les pâtes après cuisson et mélangez l'ensemble. Servez la salade tiède.

La valeur alimentaire : une moyenne de 311 kcal. – 21 g de protéines – 10,5 g de lipides – 33,3 g de glucides.

LE REPAS DU SOIR

Du poulet au paprika • ... du poulet au curry Du poulet à l'estragon • Chop soy • Brochettes de poulet au sésame • Poulet Tandoori • Du rôti de dindonneau à l'Ardennaise • Faisan au thym frais • ... pintadeau au thym frais • ...perdreaux au thym frais • Le lapin chasseur • ... lapin à la Provençale

Du poulet au paprika

Pour 4 personnes :
1 poulet, 1 oignon, 1 c.à s. d'huile d'arachide, 1 c.à s. de paprika doux, un quart de litre d'eau, 2 tomates, 1 poivron rouge, un peu de sel, 1 dl de crème fraîche allégée, ciboulette hachée.

Coupez le poulet en morceaux.

Pelez et hachez finement l'oignon et faites-le dorer dans l'huile d'arachide sans le laisser brûler.

Retirez ensuite la casserole du feu, saupoudrez de paprika et mouillez avec l'eau. Remettez sur le feu et ajoutez les morceaux de poulet, puis les tomates concassées ainsi que le poivron épépiné et coupé en fines lamelles. Salez légèrement, couvrez et laissez mijoter 45 minutes.

Au moment de servir, ajoutez la crème fraîche allégée et la ciboulette hachée.

Il ne faut jamais mettre le paprika dans l'huile chaude car il devient brun et prendra un goût amer. C'est pourquoi il faut retirer la casserole du feu avant de l'ajouter et mouiller aussitôt de liquide froid.

La valeur alimentaire : une moyenne de 331 kcal. – 33 g de protéines – 21 g de lipides – 2,6 g de glucides.

**Les variantes : - poulet au curry.
Remplacez le paprika par du curry.**

Du poulet à l'estragon

Pour 4 personnes : 1 poulet, 1 c.à s. d'huile d'arachide, un peu de sel et du poivre noir au moulin, 2 petits-suisses maigres, 2 c.à s. d'estragon frais haché, 1 c.à s. de crème fraîche allégée.

Mélangez le fromage blanc avec l'estragon et farcissez l'intérieur du poulet. Salez et poivrez.

Cuisez de la même manière que pour la recette du poulet au paprika.
Déglacez la casserole avec le bouillon dégraissé et ajoutez de l'estragon frais haché et une c.à s. de crème fraîche allégée. Rectifiez l'assaisonnement.

La valeur alimentaire : Une moyenne de 330 kcal.
– 33,5 g de protéines – 20,6 g de lipides
– 2,7 g de glucides.

Un chop soy

Pour 4 personnes : 600 g de filet de poulet, 1 c.à s. d'huile de sésame, 25 g de champignons chinois déshydratés, 1 botte de jeunes oignons, 1 chou chinois, 200 g de jets de soja, 1 gousse d'ail, 10 g de gingembre frais, 4 c.à s. de sauce de soja sans sucre ajouté, 100 ml de bouillon végétal Bio, ciboulette hachée, 200 g de riz Thaï pesé avant cuisson.

La cuisson : dans un *wok*.

Faites tremper les champignons 30 minutes dans un petit bol d'eau tiède pour les faire gonfler et cuisez le riz séparément.

Nettoyez les légumes et découpez-les en bâtonnets ainsi que le poulet en lamelles. Découpez le chou chinois en petits morceaux d'environ 3 cm. Hachez le gingembre et l'ail.

Faites chauffer l'huile dans le wok pour y faire revenir les petites lamelles de poulet jusqu'à ce qu'elles soient bien dorées. Retirez la viande et faites revenir tous les légumes, l'ail et le gingembre dans le restant d'huile pendant 3 minutes. Ajoutez la viande, la sauce de soja, le bouillon.

Mélangez. Saupoudrez de ciboulette hachée et accompagnez la préparation de riz Thaï.

La valeur alimentaire : une moyenne de 348 kcal.
– 34,4 g de protéines – 17,5 g de lipides
– 13,3 g de glucides.

Le traditionnel champignon noir chinois présente une consistance croquante et son goût est légèrement fumé et boisé. Si vous les achetez séchés, il faudra les laisser tremper une demi-heure dans un bol d'eau tiède.

Le chou chinois est disponible dans la plupart des supermarchés. Il est allongé et les feuilles de couleur vert clair sont très serrées. Elles ont un léger goût de moutarde. Il intervient dans de nombreuses recettes au wok.

Pour 4 personnes :
600 g de blancs de poulet, 2 c.à s. de graines de sésame, 2 gousses d'ail, 3 c.à s. de sauce de shoyou Bio, 4 c.à s. d'huile de sésame, 1 c.à c. de curcuma, 1/2 c.à c. de gingembre en poudre, 1 pointe de piment de Cayenne.

Brochettes de poulet au sésame

Coupez les blancs de poulet en morceaux de 3 cm de côté. Faites-les mariner dans une terrine avec l'ail pressé, la sauce de soja, le gingembre, le curcuma, 1 cuillerée d'huile et le piment. Remuez et laissez macérer une vingtaine de minutes.

Au bout de ce temps, enfilez les cubes de poulet sur des brochettes, tournez-les dans les graines de sésame. Faites-les poêler 8 à 10 minutes dans le reste d'huile en les tournant. Servez avec du riz.

La valeur alimentaire : une moyenne de 227 kcal.
– 21 g de protéines – 15 g de lipides –
2 g de glucides.

Pour 6 personnes :
6 cuisses de poulet, 250 g de yaourt nature, 2 jus de citron, 120 g de poudre de Tandoori, un peu de sel et de poivre noir au moulin, huile d'arachide.

Poulet Tandoori

Préparez une marinade en mélangeant le yaourt, le jus de citron et la poudre de Tandori. Salez légèrement et poivrez.

Recouvrez les cuisses de poulet avec cette marinade, puis d'une feuille en aluminium et laissez

une nuit au réfrigérateur. Le lendemain, mettez sur le gril chaud. Quand elles sont grillées de chaque côté, déposez-les avec la marinade dans un plat allant au four et faites-les cuire pendant une vingtaine de minutes dans un four préchauffé à 220°.
Servez tel quel avec du riz à l'orientale.

La valeur alimentaire : pour une portion équivalente à 200 g de poulet sans l'accompagnement, il faut compter une moyenne de 348 kcal. – 42 g de protéines – 20 g de lipides.

Du rôti de dindonneau à l'Ardennaise

Pour 4 personnes :

1 rôti de dindonneau d'environ 600 g, 100 g de jambon d'Ardennes, 2 échalotes, estragon frais, 2 c.à s. de moutarde, 1,5 dl de vin blanc sec, 1 dl de crème fraîche allégée, 1 c.à s. d'huile d'arachide, un peu de sel et de poivre noir au moulin.

Préchauffez le four à 200°. Badigeonnez le rôti avec le contenu d'une cuillère d'huile d'arachide et faites-le cuire au four, dans une cocotte fermée, pendant 40 minutes environ. Mouillez avec le vin blanc sec à mi-cuisson, ajoutez les échalotes hachées et le jambon émincé. Couvrez et terminer la cuisson. Quand le rôti est cuit, retirez-le de la cocotte et coupez-le en tranches. Gardez-les au chaud.

Grattez les sucs de la viande dans le fond de la casserole, ajoutez la crème fraîche allégée et l'estragon haché. Fouettez bien la sauce et servez sans attendre.

La valeur alimentaire : 383 kcal. – 35,7 g de protéines – 25,5 g de lipides – 2,75 g de glucides.

Pintadeau au thym frais

Faites chauffer l'huile d'olive dans une cocotte en fonte pour y faire dorer la volaille sous toutes ses faces.

Pour 4 personnes :

1 pintadeau, un filet d'huile d'olive, 1 oignon, 125 g de petits dés de jambon maigre, un demi-boule de céleri rave, 2 carottes, 500 g de champignons de Paris, 1 c.à s. de farine, 1 verre de vin rouge, un peu de sel et de poivre noir au moulin, du thym frais.

Coupez les carottes et le céleri rave en gros bâtonnets et laissez les champignons entiers. Retirez la volaille et versez l'excès d'huile tout en gardant les sucs de la viande et faites revenir tous les légumes ainsi que les dés de jambon. Saupoudrez d'une c.à s. de farine et versez le contenu d'un verre de vin rouge et deux petits verres d'eau. Salez et poivrez et ajoutez assez bien de thym frais. Remettez la volaille dans cette préparation et laissez mijoter à feu doux pendant une heure au moins.

Après cuisson, prélevez le jus pour le laisser réduire à feu vif.

Placez le pintadeau sur un plat et découpez-le selon les règles de l'art. Égouttez les légumes et retirez le thym frais

Servez les portions individuelles de pintadeau nappées de sauce et entourées de légumes.

Libre à vous de préparer une purée de céleri rave avec la moitié restante.

La valeur alimentaire : une moyenne de 359 kcal. – 44,3 g de protéines – 14,25 g de lipides – 13,5 g de glucides.

Variantes : Faisan ou perdreau au thym.

Le lapin chasseur

Pour 4 personnes :
un lapin d'1 kg environ, 2 c.à s. d'huile d'arachide, 3 échalotes, un quart de litre de vin blanc sec, 400 g de champignons de Paris frais, un peu de sel, du poivre noir au moulin, du thym et du laurier, 2 gousses d'ail (facultatif), persil à volonté

Coupez le lapin en morceaux. Faites chauffer l'huile dans une cocotte et mettez-y les morceaux de lapin à revenir de tous côtés. Quand les morceaux ont pris une couleur dorée, ajoutez-y les échalotes hachées et laissez cuire, encore cinq minutes sans cesser de remuer.

Mouillez ensuite avec le vin blanc sec et joignez un bouquet garni composé d'une branche de thym, d'une feuille de laurier et d'un brin de persil, liés ensemble avec un fil de cuisine.

Couvrez la cocotte et laissez mijoter une heure.

Pendant ce temps, nettoyez les champignons à l'eau vinaigrée. Égouttez-les et citronnez-les. Pelez et hachez finement l'ail si vous le désirez.

Après 30 minutes de cuisson du lapin, ajoutez les champignons et l'ail.

Après cuisson, retirez le bouquet garni et saupoudrez de persil haché.

La valeur alimentaire : Une moyenne de 322,5 kcal. – 41 g de protéines – 13,7 g de lipides – 8,6 g de glucides.

Variantes :
- vous pouvez remplacer les champignons de Paris par des girolles.

- lapin à la Provençale : ajoutez en même temps que les échalotes, 3 tomates pelées, épépinées et concassées ainsi que 2 poivrons pelés (passés sous le gril au préalable), épépinés et coupés en lanières.

MERCREDI

LE REPAS DE MIDI

Une omelette à la feta • Des œufs brouillés au saumon fumé • … aux crevettes • … au crabe • Une omelette aux champignons des bois…aux tomates …aux épinards • Une « moussinette » d'œufs cuits durs • Œufs cuits durs et chicons sur canapés • Œufs cuits durs et crudités à la sauce ciboulette

Une omelette à la feta

Pour une personne :
2 œufs,
50 g de feta,
un peu de sel, du poivre noir au moulin,
feuilles de menthe.
Pour la cuisson :
une c.à c. d'huile d'olive.

Battez les œufs avec un peu de sel et du poivre.

Faites chauffer l'huile d'olive dans une poêle au revêtement antiadhésif et cuire l'omelette.

Dès qu'elle prend, émiettez sur la surface la feta découpée en lamelles. Terminez la cuisson et relevez la saveur en y éparpillant quelques feuilles de menthe ciselées.

La valeur alimentaire : 254 kcal. – 10,6 g de protéines – 20,6 g de lipides – 6,5 g de glucides.

Des œufs brouillés au saumon fumé

Cassez les œufs dans une tasse, crevez les jaunes, ajoutez le lait demi-écrémé et mélangez délicatement avec une fourchette sans les battre. Salez et poivrez.

Huilez le fond d'une poêle au revêtement antiadhésif, faites-la chauffer et versez-y les œufs. Mélangez sans arrêt à feu très doux jusqu'à ce que les œufs aient la consistance d'une crème.

Pour une personne :
2 œufs, 2 c. à s. de lait demi-écrémé, 50 g de saumon fumé, un peu de sel et de poivre noir au moulin.

Pour la cuisson :
une c.à c. d'huile d'arachide.

Éparpillez le saumon fumé découpé en lamelles et versez les œufs sur l'assiette dès qu'ils auront atteint la bonne consistance.

La valeur alimentaire : 273 kcal. – 20 g de protéines – 21 g de lipides – 0,9 g de glucides.

Les variantes : Des œufs brouillés aux crevettes ou au crabe. Remplacez le saumon fumé par des crevettes ou du crabe.

Une omelette aux champignons des bois

Pour une personne :
2 œufs entiers, 200 g de champignons des bois, un demi-cube de bouillon de légumes Bio, persil haché, ciboulette hachée.

Passez les champignons sous un jet d'eau froide. Laissez-les entiers s'ils sont de petite taille ou tranchez-les s'ils sont de taille moyenne.

Faites-les suer à feu doux dans une cocotte à fond épais sans eau et sans matières grasses. Laissez le couvercle sur la casserole pour empêcher toute évaporation. Émiettez le cube de bouillon.

Après cuisson, mélangez-les aux deux œufs battus.

Faites chauffer un filet d'huile d'arachide dans une poêle et versez-y l'omelette. Ajoutez la ciboulette hachée et en fin de cuisson le persil haché.

La valeur alimentaire : une moyenne de 382,9 kcal. – 26,2 g de protéines – 14 g de lipides – 37,8 g de glucides

Variantes : une omelette aux tomates ou aux épinards. Remplacez les champignons par des tomates ou par des épinards cuits vapeur.

UNE « MOUSSINETTE » D'ŒUFS CUITS DURS SUR TOASTS

Pour une personne :

2 œuf durs, 75 g de fromage blanc demi-gras, persil haché et ciboulette. poivre noir au moulin.

Mixez les œufs avec le fromage blanc et ajoutez le persil et la ciboulette hachée.
Poivrez légèrement.
Grillez chaque tranche de pain et tartinez-la avec ce mélange.

La valeur alimentaire : 370 kcal. – 22 g de protéines – 20 g de lipides – 25,7 g de glucides.

ŒUFS CUITS DURS ET CHICONS SUR CANAPÉS

Pour une personne :

2 œufs cuits durs, chicons, persil, 1 c.à c. de mayonnaise allégée, un petit-suisse.

Lavez les chicons et coupez-les en fines lanières.
Mélangez une c.à c. de mayonnaise light avec un petit-suisse maigre et incorporez cette sauce aux chicons.
Faites durcir les œufs. Garnissez chaque canapé de la salade de chicon et de rondelles d'œuf cuit dur. N'oubliez pas le persil.

La valeur alimentaire : une moyenne de 395 kcal. – 22 g de protéines – 21,9 g de lipides – 26,8 g de glucides.

ŒUFS CUITS DURS ET CRUDITÉS À LA SAUCE CIBOULETTE

Pour une personne :

1 carotte, un demi-fenouil, 4 radis, laitue Iceberg, 2 œufs cuits durs, 100 g de fromage blanc maigre, de la ciboulette fraîche.

carottes – fenouil – œuf – radis – fromage blanc – ciboulette.

Écrasez les œufs avec le fromage blanc et mélangez l'ensemble avec la ciboulette hachée.

Nettoyez les légumes. Coupez le fenouil et la carotte en bâtonnets, les radis en rondelles et la laitue en lanières. Si vous devez emporter les crudités pour le midi, emballez-les séparément dans un film. Rangez-les un ravier hermétique. Au moment du repas, déballez-les et versez la sauce au milieu.

La valeur alimentaire : une moyenne de 255 kcal. – 26,8 g de protéines – 12,2 g de lipides – 9,6 g de glucides.

LE REPAS DU SOIR

De l'elbot au curcuma • ... truite saumonée au curcuma • ... saumon au curcuma • Des filets de rouget cuisinés à la menthe fraîche • ... au basilic • ... filets de truite saumonée à la menthe ou au basilic • Des darnes d'aiglefin au cresson • Des filets d'elbot poêlés à l'huile d'olive • Des filets de plie farcis • Une truite en papillote • Des filets de truite gratinés • Une queue de cabillaud aux crevettes • ... de lotte aux crevettes • ... un brochet aux crevettes • Des filets de sole au saumon fumé • Un filet de daurade à la pizzaiola • Daurade à la Provençale • Filets de sole poêlés • ... steak de lotte poêlé • Poisson en papillote • ... poisson cuit dans un court bouillon • Papillote de poisson à la moutarde à l'ancienne et au saumon fumé • Du saumon, saveur exquise • Sauces rapides pour accompagner un poisson cuit vapeur • sauce tomate, sauce aux asperges, sauce allégée ail et fines herbes

De l'elbot au curcuma

Pour 2 personnes : 400 g d'elbot ou flétan, curcuma, 100 ml de lait demi-écrémé concentré, un peu de sel et du poivre noir au moulin.

Prenez un plat allant au four muni d'un couvercle et posez-y l'elbot tout simplement, sans rajouter de l'huile pour la cuisson. Salez légèrement et poivrez. Inutile de préchauffer le four, mais positionnez le thermostat sur une température de 200°.

À mi-cuisson, saupoudrez généreusement de curcuma et versez le lait demi-écrémé concentré. Vous obtiendrez ainsi une sauce crémeuse et colorée d'un jaune tendre et appétissant.

La valeur alimentaire : une moyenne de 290 kcal. – 40,5 g de protéines – 12 g de lipides – 5 g de glucides.

Variantes : Truite saumonée ou saumon au curcuma. Le curcuma est une épice très douce qui colore d'un beau jaune toutes vos préparations.
Choisissez un lait demi-écrémé condensé dont les graisses animales ont été substituées aux huiles végétales.

Des filets de rouget cuisinés à la menthe fraîche

Pour 4 personnes, 12 filets de rougets, un peu de poivre noir au moulin et du sel, pour la cuisson : 1 c.à s. d'huile d'olive.
La sauce : 1 échalote, 1 dl de vin blanc sec, 1 dl de crème fraîche allégée, un peu de sel et du poivre noir au moulin, quelques feuilles de menthe ciselées.

Pour poêler les filets de rouget, utilisez une poêle antiadhésive et suffisamment grande pour éviter que les filets ne se chevauchent. Ne pas fariner et versez un filet d'huile d'olive pour graisser simplement le fond de la poêle. Chauffez l'huile, saisissez rapidement le poisson sur une face.
Retournez les filets délicatement, salez légèrement, poivrez et cuisez l'autre face, à couvert, en réduisant nettement la source de chaleur.

Préparez la sauce en faisant réduire des deux tiers le vin blanc sec avec l'échalote hachée. Salez légèrement et poivrez.
Hors du feu et juste avant de servir, incorporez la crème fraîche allégée et la menthe ciselée.

Cette manière de cuire à couvert et à feu doux les filets de poissons déjà saisis sur la première face vous garantira un poisson grillé mais dont la chair restera moelleuse et savoureuse, sans qu'il soit nécessaire de rajouter de l'huile d'olive. Un poisson poêlé avec un minimum de matières grasses, sans cette précaution, va s'assécher et risquer de brûler. Le goût va vous déplaire et vous rajouterez d'office, comme à l'ordinaire, du beurre ou de l'huile.

Le vin blanc sec peut s'utiliser en cuisine diététique à condition bien sûr de ne pas exagérer les quantités mais aussi de le cuire à gros bouillons pendant quelques minutes. La raison est simple : l'alcool s'évapore pendant la cuisson, il ne reste que l'arôme.

La valeur alimentaire de cette préparation : une moyenne de 301 kcal. – 30,3 g de protéines – 18 g de lipides – 4,62 g de glucides.

Variantes :
- filets de rouget poêlés puis saupoudrés de menthe ciselée et relevés tout simplement d'un filet de jus de citron.
- filets de rouget aux feuilles fraîches de basilic. Remplacez la menthe par le basilic vendu frais.
- filets de truite saumonée à la menthe fraîche ou au basilic.

Des darnes d'aiglefin au cresson

Pour 4 personnes : 1 kg de darnes d'aiglefin, 2 bottes de cresson, 2 échalotes, 1 litre de fumet de poisson, 1 dl de crème allégée, le jus d'un demi-citron, 2 c.à s. de persil haché, un peu de sel et de poivre noir au moulin.

Lavez, effeuillez le cresson et émincez les échalotes.

Versez la crème fraîche dans une casserole, salez et poivrez. Ajoutez la moitié du cresson et l'émincé d'échalotes et portez 5 minutes à ébullition. Mixez finement et gardez au chaud.

Pendant ce temps, faites bouillir le fumet de poisson. Diminuez la source de chaleur et faites pocher les darnes d'aiglefin pendant 5 ou 6 minutes.

Posez les darnes sur des assiettes préchauffées et nappez avec la sauce au cresson.

Garnissez avec le reste du cresson.

La valeur alimentaire : une moyenne de 180 kcal. – 34,5 g de protéines – 3,1 g de lipides – 3,72 g de glucides.

Des filets d'elbot sans arêtes poêlés à l'huile d'olive

Choisissez une poêle antiadhésive pour graisser la surface avec un filet d'huile d'olive et évitez de fariner les filets. Chauffez l'huile et saisissez les filets d'elbot sur une face. Retournez-les, salez et poivrez, couvrez et laissez mijoter. Après la cuisson, ajoutez quelques gouttes de jus de citron.

L'accompagnement : une salade aux trois couleurs.

Coupez le tronçon de concombre en petits cubes.

Choisissez des tomates cerise vendues en grappe ou séparément. Coupez-les en quartiers.
Mélangez-les au concombre et au fromage coupés tout deux en petits dés.
Ne rajoutez aucune sauce vinaigrette ou mayonnaise car la saveur de cette salade se suffit à elle-même. Vous y gagnerez en goût, en forme et en calories.

La valeur alimentaire du repas dans son ensemble : une moyenne de 353 kcal.– 40,5 g de protéines, 20 g de lipides – 5,5 g de glucides

Pour 4 personnes :
800 g d'elbot, 1 c.à s. d'huile d'olive, un peu de sel et de poivre noir au moulin, jus d'un citron.

Une salade aux trois couleurs :
100 g de fromage à pâte dure allégé, 16 tomates cerise, un tronçon de 16 cm de concombre.

Des filets de plie farcis

Huilez au pinceau le fond d'un plat allant au four avec l'huile d'olive et posez un filet, côté peau, au fond du plat. Allumez le four à 200°.

Préparez la farce : mélangez le fromage, l'œuf, le persil, la chapelure puis ajoutez quelques gouttes de jus de citron. Salez et poivrez. Étalez cette farce sur le filet et recouvrez-la du second filet, côté chair contre la face. Arrosez le poisson avec l'huile d'olive. Découpez la tomate en rondelles et

Pour 4 personnes :

2 filets de plie par personne, (environ : 800 g au total), 1 œuf, 75 g de gruyère maigre râpé, une c.à s. de chapelure, quelques gouttes de jus de citron, 2 c.à s. de persil haché, deux tomates, un peu de sel et de poivre noir au moulin.

Pour la cuisson :
une c.à s. d'huile d'olive.

rangez-les sur le poisson. Mettez le plat au four et laissez cuire 30 minutes environ. Servez chaud.

La valeur alimentaire : une moyenne de 233 kcal. – 37,5 g de protéines – 8 g de lipides – 2,7 g de glucides.

Une truite en papillote

Pour 4 personnes :
4 truites, 2 échalotes, une c.à s. d'huile d'olive, 1 citron, persil haché, un peu de sel et de poivre noir au moulin.

Allumez le four à 200°.

Faites chauffer l'huile dans une petite poêle pour fondre les échalotes émincées sans les laisser brunir.

Préparez 4 carrés de papier en aluminium et répartissez les échalotes au centre, salez et poivrez. Posez au-dessus la truite et épicez à nouveau. Fermez les papillotes et laissez cuire une vingtaine de minutes. Après cuisson, ouvrez la papillote et laissez encore quelques minutes à four chaud, si vous aimez un poisson grillé. Saupoudrez abondamment de persil haché et arrosez d'un filet de jus de citron.

La valeur alimentaire : une moyenne de 230 kcal. – 32 g de protéines – 9 g de lipides – 5 g de glucides.

Des filets de truite gratinés

Pour 4 personnes :
8 filets de truite, une c.à s. d'huile d'olive, un peu de sel et de poivre noir au moulin, 200 g de fromage frais demi-gras, une c.à s. de moutarde au vinaigre sans sucre ajouté, persil haché, 100 g de gruyère maigre râpé.

Huilez le fond d'une poêle antiadhésive, chauffez-la et saisissez rapidement les filets non farinés sur une face. Retournez-les, salez, poivrez et cuisez l'autre face à couvert, en réduisant la source de chaleur.

Après cuisson, placez les filets de truite dans un plat allant au four. Mélangez le fromage frais avec la moutarde et le persil haché. Étalez le mélange sur les filets de truite et saupoudrez de gruyère râpé. Laissez gratiner à four chaud et servez sans attendre.

La valeur alimentaire : une moyenne de 285 kcal. – 33,7 g de protéines – 15,7 g de lipides – 2,25 g de glucides.

Une queue de cabillaud aux crevettes

Pour 4 personnes :

une queue de cabillaud d'environ 800 g, 100 g de crevettes, 2 c.à s. de ricotta, un filet de lait demi-écrémé, 1 oignon, 1 citron, 200 g de champignons de Paris, persil haché, un peu de sel et de poivre noir au moulin.

Pour la cuisson : une c.à c. d'huile d'olive.

Allumez le four à 200°.
Huilez au pinceau le fond d'un plat allant au four avec l'huile d'olive et posez-y les rondelles d'oignons découpées très finement. Couvrez-les avec le poisson et terminez avec les rondelles de citron et les champignons nettoyés et découpés en fines lamelles. Salez et poivrez.

Laissez cuire une trentaine de minutes.

Séparément dans un poêlon, mélangez les crevettes avec la ricotta et ajoutez un filet de lait pour liquéfier un peu. Chauffez à feu doux quelques minutes. Rectifiez l'assaisonnement.

Après la cuisson du poisson, retirez du four et incorporez la sauce aux crevettes au jus de cuisson. Saupoudrez de persil haché et servez sans attendre.

La valeur alimentaire : une moyenne de 264 kcal. – 38,8 g de protéines – 10 g de lipides – 4,5 g de glucides.

Variantes : Une queue de lotte ou un brochet aux crevettes

Pour
4 personnes :

600 g de filets de sole,
4 tranches de saumon fumé,
4 c.à s. de crème fraîche allégée,
moutarde au vinaigre sans sucre ajouté,
un peu de sel et de poivre noir au moulin.
2 tomates.
Pour la cuisson : 1 c.à s. d'huile d'olive, papier aluminium.

Des filets de sole au saumon fumé

Allumez le four à 200°.

Préparez 4 carrés de feuilles en aluminium et huilez au pinceau avec l'huile d'olive.

Posez au-dessus 2 filets de sole par personne, ajoutez un peu de sel, du poivre et une c.à c. de moutarde. Recouvrez avec une tranche de saumon de la même grandeur, une tomate pelée, épépinée et découpée en petits dés et le contenu d'une c.à s. de crème fraîche allégée. Fermez la papillote et cuisez une dizaine de minutes.

Après cuisson, ouvrez la papillote et ajoutez ciboulette et persil haché.

La valeur alimentaire : une moyenne de 206 kcal. – 30,7 g de protéines – 8,8 g de lipides – 1 g de glucides.

Variantes : **filets de raie, de truite, de plie, de flétan, de limande ou de cabillaud.**

Un filet de daurade à la pizzaiola

Pour
4 personnes :
800 g de filets de daurade, 400 g de tomates pelées, 2 c.à s. d'huile d'olive, une pincée de sel, une pincée d'origan, 2 c.à s. de câpres, 16 olives noires, rondelles de citron.

Allumez le four à 200°.
Huilez au pinceau le fond d'un plat allant au four et posez-y les filets de poisson. Faites fondre les tomates pelées et concassées dans 2 c.à s. d'huile d'olive. Assaisonnez d'un peu de sel et d'origan. Quand le coulis est nappant, ajoutez les câpres et les olives.

Nappez les filets de daurade avec cette préparation et faites cuire au four à couvert, pendant une vingtaine de minutes. Servez sans attendre, garnis de rondelles de citron.

La valeur alimentaire : une moyenne de 205 kcal.
– 34 g de protéines – 7 g de lipides –
1 g de glucides.

UNE DAURADE À LA PROVENÇALE

Pour 4 personnes :
Une daurade de 1 kg, 1 c.à s. d'huile d'olive, 2 oignons, 2 gousses d'ail (facultatif), 8 tomates pelées, 1 dl de vin blanc sec, un peu de sel, du poivre noir au moulin, persil haché.

Allumez le four à 200°.
Faites revenir les oignons hachés dans l'huile. Surveillez pour qu'ils ne brûlent pas. Lorsqu'ils sont fondus, ajoutez l'ail haché et les tomates pelées. Salez et poivrez. Laissez mijoter encore quelques minutes.

Huilez simplement au pinceau le fond d'un plat allant au four, placez-y la daurade et versez la sauce sur le poisson.
Arrosez avec le vin blanc sec et laissez cuire pendant une quarantaine de minutes. Servez dans le plat de cuisson, saupoudré de persil haché.

La valeur alimentaire : une moyenne de 210 kcal.
– 35,2 g de protéines – 4,5 g de lipides
– 7,3 g de glucides.

FILETS DE SOLE POÊLÉS

Poêle antiadhésive, 250 g de sole par personne, un filet d'huile d'olive,
un peu de sel et du poivre noir au moulin.

Facultatif et au choix : safran-curcuma-curry-paprika doux-persil-menthe-basilic-estragon-ciboulette-moutarde.

Pour poêler les filets de poissons, utilisez une poêle antiadhésive et suffisamment grande pour éviter que les filets ne se chevauchent. Ne pas fariner et versez un filet d'huile d'olive pour graisser simplement le fond de la poêle. Chauffez l'huile, saisissez rapidement le poisson sur une face. Retournez les filets délicatement, salez légèrement, poivrez et cuisez l'autre face à couvert, en réduisant nettement la source de chaleur.

Ajoutez selon votre envie une épice ou une herbe fraîche de votre choix.

La valeur alimentaire : une moyenne de 142 kcal.
– 32 g de protéines – 12 g de lipides –

Pour une personne :

150 g de filet de poisson, une tranche de saumon fumé, une tomate, 1 c.à c. de moutarde à l'ancienne, très peu de sel et du poivre noir au moulin, une c.à s. de crème allégée, persil, ciboulette, papier aluminium.

0 g de glucides

Variantes : Steaks de lotte poêlés.

POISSON EN PAPILLOTE

Emballez individuellement le poisson dans une feuille d'aluminium après l'avoir farci de légumes, de fines herbes, d'épices ou de condiments bien dosés (au choix : tiges d'oignons, ail, ciboulette, estragon, rondelles de citron, champignons, tomates ou fenouil).
La cuisson en papillote peut se faire dans un four à 200° ou sur un barbecue.

Variante : poisson cuit dans un court-bouillon, à partir d'une base de bouillon de légumes ou de fond de poisson. Mettre le poisson frais ou non dégelé dans le court-bouillon très chaud et pocher quelques minutes.

PAPILLOTE DE POISSON À LA MOUTARDE À L'ANCIENNE ET AU SAUMON FUMÉ.

Prenez une feuille en aluminium et graissez légèrement la place où vous placerez le poisson. Choisissez n'importe quel poisson (cabillaud, lotte, dorade, colin, saumon, églefin), salez très légèrement, poivrez et ajoutez la moutarde à l'ancienne. Posez dessus une tranche de saumon fumé de la même grandeur, les petits dés de tomate dont vous aurez enlevé la peau et les pépins et la crème allégée. Refermez la papillote et cuisez une trentaine de minutes au four à 200°.

Après cuisson, ouvrez la papillote et ajoutez la ciboulette et le persil haché.

La valeur alimentaire : une moyenne de 255 kcal. – 35 g de protéines – 11 g de lipides – 4 g de glucides.

Les moutardes à l'ancienne vendues couramment dans les supermarchés peuvent contenir des traces de sucres. À vous de vérifier !

Du saumon, saveur exquise

Pour une personne :
150 g de saumon, fromage blanc frais aux herbes, une tomate, éclat d'ail broyé (facultatif), dés de poivrons rouges, 3 scampis, une c.à s. de coulis de tomate, une pincée d'origan, un peu de sel et du poivre noir au moulin, feuilles en aluminium.

Coupez un carré en aluminium, mettez-y des tranches de tomate le saumon frais ou congelé dont vous tartinez la surface avec le fromage blanc aux herbes. Ajoutez quelques petits dés de poivrons rouges, les trois scampis, le coulis de tomate et la pincée d'origan.

Salez légèrement et poivrez. Relevez si vous aimez avec un éclat d'ail broyé.

Fermez le tout pour former une papillote et faites cuire au four à 200° une vingtaine de minutes.

La valeur alimentaire : une moyenne de 235 kcal.
– 31 g de protéines – 11,7 g de lipides –
1,4 g de glucides.

Sauces rapides pour accompagner un poisson cuit vapeur

<u>Une sauce aux tomates fraîches :</u> faites revenir quelques éclats d'ail broyés dans de l'huile d'olive, puis des tomates pelées, un peu de sel et du poivre noir au moulin et faites mijoter le tout jusqu'à ce que les tomates rendent leur acidité. Ajoutez du basilic frais, mixez et versez un filet de crème allégée.
Remarque : cette sauce accompagne aussi des viandes grillées, des légumes farcis, du riz ou des pâtes.

<u>Une sauce aux asperges :</u> mixez une boîte d'asperges avec de la crème allégée et ajoutez un filet de citron. Salez légèrement et poivrez.
Réchauffez un peu et versez sur le poisson.

Sauce allégée ail et fines herbes : fouettez moitié fromage blanc allégé ail et fines herbes et moitié crème fraîche allégée. Ajoutez le jus d'un demi-citron. Salez légèrement et poivrez.
Remarque : vous pouvez servir cette sauce avec les brochettes grillées et une salade mixte.

JEUDI

LE REPAS DE MIDI

Des canapés au fromage frais – tomates – concombre – ciboulette • … au fromage frais – salade – radis – persil • Toasts au poivre noir • Toasts chauds au fromage frais et au jambon • Canapés au fromage – tomates – salade • … fromage – tomates – cornichon au vinaigre • … fromage – radis – salade – persil • Toasts au chèvre chaud • Croque-monsieur • Une salade au roquefort

Base identique par personne pour toutes les recettes de toasts : 3 tranches de pain au gluten, à défaut 2 petites tranches d'un pain de froment complet ou multicéréales ou pain de seigle. (2 x 35 g). Grillez les tranches de pain si vous voulez.

Des canapés au fromage frais – tomates – concombre – ciboulette

Garnissez la tranche de pain avec des rondelles de tomates puis de concombre. Étalez ensuite une couche épaisse de fromage frais. Terminez avec de la ciboulette hachée.

Pour une personne :
50 à 75 g de fromage blanc demi-gras nature ou à l'ail et aux herbes, tomates en rondelles, rondelles de concombre, ciboulette.

La valeur alimentaire : une moyenne de 262 kcal. – 13 g de protéines – 10 g de lipides – 30 g de glucides.

Variante : Des canapés au fromage frais - salade - radis - persil.

Pour une personne :
50 à 75 g de fromage blanc demi-gras nature ;
poivre noir au moulin,

Toasts au poivre noir

Grillez les tranches de pain et garnissez-les avec le fromage blanc.
Tournez quelques tours au moulin à poivre noir.

La valeur alimentaire : une moyenne de 249 kcal. – 13 g de protéines – 10 g de lipides – 26,9 g de glucides.

Pour une personne :
50 à 75 g de fromage frais au jambon, salades.

Toasts chauds au fromage frais et au jambon

Tartinez chaque tranche de pain avec le fromage frais au jambon et passez quelques minutes au four. Servez les toasts chauds accompagnés d'un mélange de salades.

La valeur alimentaire : une moyenne de 240 kcal. – 10,52 g de protéines – 9,75 g de lipides – 27,6 g de glucides.

Pour une personne :
75 g de fromage à pâte dure allégé, rondelles de tomates, feuilles de salade

Canapés au fromage

Posez les feuilles de salade, les rondelles de tomates, puis le fromage sur chaque tranche de pain.

La valeur alimentaire : une moyenne de 377 kcal. – 29,5 g de protéines – 16,5 g de lipides – 27,8 g de glucides.

Variantes :
- tomates, fromage et lamelles de cornichons au vinaigre
- salade, fromage, rondelles de radis, persil haché.

Toasts au chèvre chaud

Pour une personne :

60 g de fromage de chèvre, 2 tomates, ciboulette, poivre noir au moulin.

Partagez le chèvre en deux, déposez-le sur chaque toast et passez au four quelques minutes. Servez accompagné de tomates tranchées, légèrement poivrées et relevées avec de la ciboulette hachée.

La valeur alimentaire : une moyenne de 220 kcal. – 10,6 g de protéines – 7,7 g de lipides – 27,2 g de glucides.

Croque-monsieur

Pour une personne :
Une tranche de jambon cuit, une tranche de Leerdammer allégé, une tomate, crudités bien sélectionnées à volonté

Coupez les tranches de jambon et de fromage en deux.
Posez entre les tranches de pain une demi-tranche de jambon, une demi-tranche de fromage, une rondelle de tomate et ainsi de suite et toastez.

Servez accompagné de crudités.

La valeur alimentaire : une moyenne de 300 kcal. – 28 g de protéines – 8,45 g de lipides – 28 g de glucides

Une salade au roquefort

Pour une personne :
50 g de roquefort, 25 g de viande des Grisons, salade frisée. 25 ml de vinaigrette allégée.

Garnissez le fond de chaque assiette avec la salade frisée.
Répartissez les tranches de viande des Grisons et le roquefort émietté.

Versez la vinaigrette allégée.

La valeur alimentaire : une moyenne de 314 kcal. – 14,5 g de protéines – 26,5 g de lipides – 4,5 g de glucides.

LE REPAS DU SOIR

Filets mignons de veau aux cèpes • ...steaks de quorn aux cèpes • Courgette farcie au fromage de chèvre • Un haché de bœuf en habit d'épinards • Un pain de viande • ... des légumes farcis • Boulettes sauce tomate • Une choucroute hypocalorique • Une mêlée au chou vert • ... mêlée au chou blanc • ... aux poireaux • ... aux brocolis • ... aux haricots verts

Recettes végétariennes : *Un risotto • Un risotto au quorn • ... au tofu ou aux dés de seïtan • Riz aux épinards et à la feta • Riz aux lentilles • Gratin de quorn • Carbonnades de seitan • Tofu à la chinoise •Une salade de quinoa aux arachides • Salade de mesclun au chèvre chaud • Raclette hypocalorique , raclette italienne • Lasagne aux brocolis et aux champignons • ... Lasagne végétarienne sans pâtes*

FILETS MIGNONS DE VEAU AUX CÈPES

Pour 4 personnes :
4 filets mignons de 150 g chacun, 200 g de cèpes, 1 cube de bouillon végétal Bio, 1 dl de vin blanc sec, 1 dl de crème allégée, 2 tomates, un peu de sel, du poivre noir au moulin, 3 éclats d'ail, 1 c.à c. de persil haché, 1 c.à s. d'huile d'arachide.

Pour la cuisson : poêle antiadhésive.

Émincez les cèpes et faites-les cuire à feu très doux avec le vin blanc sec et le cube de bouillon. Couvrez pendant la cuisson.

Pendant ce temps, ébouillantez les tomates, pelez-les, retirez les pépins et coupez la pulpe en petits dés que vous ajouterez aux champignons durant la cuisson. Salez, poivrez et ajoutez l'ail écrasé.

Saisissez la viande de chaque côté dans une poêle légèrement huilée, salez, poivrez et prolongez la cuisson après avoir diminué la source de chaleur pour que la viande soit cuite à point mais reste rosée à l'intérieur. En fin de cuisson, ajoutez la crème allégée dans la sauce aux champignons.

Dressez la viande sur un plat préchauffé, nappez de sauce et parsemez de persil haché. Servez sans attendre.

Légume d'accompagnement : haricots verts cuits à la vapeur, relevés si vous aimez avec une pointe d'ail et quelques gouttes d'huile d'olive.

La valeur alimentaire : une moyenne de 341,5 kcal. – 30,5 g de protéines – 22 g de lipides – 4,25 g de glucides.

Variante : remplacez le veau par un steak de quorn.

Courgettes farcies au fromage de chèvre

Coupez la courgette en deux et videz la chair que vous découperez en petits dés.

Cuisez les lardons à feu doux dans une poêle, sans ajouter une matière grasse supplémentaire, puis ajoutez l'oignon finement émincé, les petits dés de tomates et de courgettes et laissez mijoter. Salez légèrement et poivrez.

Après cuisson, déglacez avec un filet de vin blanc sec et ajoutez le fromage de chèvre.
Farcissez les deux demi-courgettes et passez au four quelques minutes.

Accompagnez d'une salade.

La valeur alimentaire : une moyenne de 226 kcal. – 12 g de protéines – 12,3 g de lipides – 17 g de glucides.

Pour 2 personnes : Une courgette, 50 g de petits lardons maigres, un demi-oignon, deux tomates, 200 g de fromage de chèvre frais, un peu de vin blanc sec, un peu de sel et de poivre noir au moulin, une salade.

Pour 4 personnes : pour la farce : 500 g de filet américain de bœuf, 1 œuf, 35 g de mie de pain, un oignon, un demi-bouquet de persil haché, 35 g de cerneaux de noix, un mélange de 4 épices, muscade, un peu de sel et de poivre noir au moulin, un bouillon composé de 20 cl d'eau et d'une tablette de bouillon Bio.

Un haché de bœuf en habit d'épinards

Préparez les épinards en les laissant en feuilles.

Hachez les noix et faites tremper la mie de pain dans l'œuf battu. Mélangez le filet américain, les noix, l'oignon émincé, le persil, la mie de pain et les œufs. Assaisonnez avec un peu de sel, du poivre, les 4 épices et de la muscade si vous voulez. Façonnez 4 cylindres de haché de viande et enveloppez-les complètement dans plusieurs feuilles d'épinards. Placez-les dans une cocotte et versez le bouillon de volaille dégraissé. Salez légèrement, poivrez et portez à ébullition. Couvrez et laissez cuire tout doucement pendant une trentaine de minutes après avoir diminué la source de chaleur.

Servez les roulades de viande nappées du bouillon de cuisson.

La valeur alimentaire : une moyenne de 332 kcal. – 29,3 g de protéines – 17,8 g de lipides – 13,9 g de glucides.

L'accompagnement : 35 g pesé avant cuisson de riz complet par personne.

Pour 3 personnes : 125 g de filet américain de bœuf, 125 g de haché de veau, 1 oignon émincé, 1 œuf entier, 1 biscotte trempée dans du lait demi-écrémé, un peu de sel et de poivre au moulin, épices et fines herbes au choix, persil haché. Facultatif : des tomates séchées, des olives dénoyautées, des champignons.

Un pain de viande

Si vous voulez obtenir une farce moins serrée et plus volumineuse, ajoutez une courgette ou une aubergine cuite, épluchée puis broyée ou 150 g de champignons coupés très finement.

Mélangez tous les ingrédients que vous mettez dans une terrine sans addition de matières grasses et cuisez dans le four chauffé à 200°

Lorsque la croûte du pain de viande est bien formée et dorée, recouvrez-la d'une feuille en aluminium pour éviter qu'elle ne brûle en surface. Diminuez la température du four et comptez le temps nécessaire pour la cuisson.

La valeur alimentaire : une moyenne de 219 kcal. – 20 g de protéines – 13 g de lipides – 5,5 g de glucides

Variante : Légumes farcis avec la farce du pain de viande. Poivrons, courgettes, tomates, aubergines, artichauts.

Servez accompagnés d'une sauce aux tomates fraîches.

Boulettes sauce tomate

Préparez la farce puis façonnez 6 boulettes.

Dans une casserole à fond épais, versez le jus de tomate et portez à ébullition.

Précipitez les boulettes dans le jus bouillant pour saisir la viande et laissez mijoter le temps nécessaire.
Après la cuisson, ajoutez les champignons pour les réchauffer dans la sauce puis rectifiez l'assaisonnement.

La valeur alimentaire : une portion équivalente à deux boulettes nappées de sauce tomate et de champignons apporte 281 kcal. – 24 g de protéines – 13,2 g de lipides – 16,5 g de glucides.

Variante pour toutes les recettes à base de viande hachée : remplacez la viande par du haché de quorn ou par des petits dés de seitan.

Pour 3 personnes :
Même farce que le pain de viande, 400 ml de jus de tomate sans sucre ajouté, 450 g de champignons pesés après cuisson, épices au choix.

Pour 4 personnes :
800 g de choucroute, 1 gros oignon piqué de clous de girofle, 1 oignon émincé, 10 baies de genévrier, 2 verres de vin blanc sec, 2 c.à s. de moutarde forte, un peu de sel (la choucroute est déjà salée), du poivre noir au moulin, eau, 4 côtes de porc au filet fumées ou un jambon fumé.

Une choucroute hypocalorique

Tapissez le fond d'une casserole avec la choucroute en enfonçant en son centre l'oignon piqué de clous de girofle. Ajoutez la moutarde, les baies de genévrier et le vin blanc sec. Recouvrez la choucroute avec un peu d'eau. Faites cuire à feu modéré pendant 1 heure environ. Après ce délai, introduisez les 4 côtes de porc au filet fumées ou le jambon fumé. Poivrez légèrement et laissez encore mijoter une quarantaine de minutes. Rectifiez l'assaisonnement et servez.

La valeur alimentaire : une moyenne de 264 kcal. – 30,5 g de protéines – 8,7 g de lipides – 18 g de glucides

Pour 4 personnes :
500 g de pommes de terre épluchées, 1 chou vert, 4 saucisses longues et fines mais déjà fumées, 25 ml de crème fraîche allégée, un peu de sel.

Une mêlée au chou vert

Cuisez ensemble les pommes de terre découpées en morceaux, le chou et les saucisses dans un grand volume d'eau bouillante salée. Après cuisson, égouttez et retirez les saucisses. Écrasez les pommes de terre et le chou. Ajoutez la crème fraîche allégée puis les saucisses.

La valeur alimentaire : une moyenne de 171 kcal. – 6 g de protéines – 0,5 g de lipides – 35,7 g de glucides – sans compter les saucisses –.

Variantes : - mêlée au chou blanc - aux poireaux - aux brocolis - aux haricots verts.

UN RISOTTO

Portez l'eau à ébullition avec le cube de bouillon et gardez au chaud. Dans une cocotte, faites chauffer l'huile d'olive et ajoutez le riz. Remuez avec une spatule en bois jusqu'à ce que le grain devienne légèrement translucide. Poivrez, ajoutez une louche de bouillon et mélangez. Dès que le bouillon est absorbé, ajoutez-en toujours par petites quantités.
Le riz doit rester ferme. Ces opérations vous prendront 15 à 20 minutes. Après cuisson, ajoutez le basilic et le parmesan.

La valeur alimentaire : une moyenne de 251 calories par portion – 6,6 g de protéines – 9 g de lipides – 36 g de glucides.

Pour 4 personnes : 200 g de riz spécial pour risotto pesé avant cuisson, un demi litre d'eau, un cube de bouillon végétal Bio, 2 c.à s. d'huile d'olive, poivre noir au moulin, basilic frais émincé, 40 g de parmesan.

UN RISOTTO AU QUORN

Faites frire dans une poêle les petits dés de quorn avec un filet d'huile d'olive.
Ajoutez ensuite le soja frais et les tomates découpées en petits dés. Faites-les revenir une minute à feu vif. Ajoutez les petits pois, baissez la source de chaleur et laissez mijoter à feu doux.
Simultanément, faites cuire le riz comme dans la recette de base du risotto.
Après la cuisson, mélangez-le avec le quorn et les légumes. Versez la sauce de soja selon votre goût et ajoutez du curcuma ou du safran.

La valeur alimentaire : une moyenne de 306,6 kcal. – 20,8 g de protéines – 9 g de lipides – 35,6 g de glucides.

Variantes : Risotto au tofu ou aux dés de seïtan.

Pour 4 personnes : 500 g de quorn, 400 g de soja frais, 200 g de petits pois frais ou congelés, 2 tomates, 200 g pesé avant cuisson de riz, sohyou, curcuma ou safran, 600 ml d'eau, un cube de bouillon végétal Bio, 2 c. à s. d'huile d'olive.

Pour 4 personnes :
200 g de feta, 400 g d'épinards hachés dégelés, 200 g de champignons, 1 oignon, 1 gousse d'ail (facultatif), 1 cube de bouillon végétal Bio, un demi-litre d'eau, 1 c.à s. de jus de citron, 1 pincée d'origan, du poivre noir au moulin, 200 g de riz (pesé avant cuisson).

Pour la garniture :
feuilles d'épinards frais, rondelles de citron.

Riz aux épinards et à la feta

Émincez les champignons et faites-les étuver à feu doux dans une cocotte avec l'ail et l'oignon finement émincés. Laissez le couvercle sur la cocotte pour empêcher l'évaporation de l'eau rendue par la cuisson des champignons.

Faites cuire le riz comme dans la recette de base du risotto.

Découpez la feta en petits dés et ajoutez-la au mélange en même temps que le jus de citron, l'origan et les épinards. Poivrez et mélangez le tout au riz cuit. Servez sur un fond de feuilles d'épinard frais posées en rosace et dressez sur le riz, une tranche de citron.

La valeur alimentaire : une moyenne de 320 kcal. – 17 g de protéines – 7,5 g de lipides – 46 g de glucides.

Pour 4 personnes :
100 g de lentilles vertes et de riz complet pesés avant cuisson, 1 oignon, 2 c.à s. d'huile d'olive, 1 c.à c. de cumin moulu, sel, poivre noir au moulin.

Riz aux lentilles

Rincez les lentilles sous un jet d'eau froide. Pelez et hachez finement les oignons. Faites-les dorer 5 minutes dans l'huile d'olive chaude. Ajoutez-y les lentilles et faites-les légèrement rôtir puis couvrez-les d'eau chaude. Salez légèrement et poivrez, saupoudrez de la moitié du cumin, couvrez et laissez mijoter 20 minutes à feu très doux.

Rincez le riz sous un jet d'eau froide et ajoutez-le aux lentilles ainsi que le triple de son volume d'eau et le reste de cumin. Portez le tout à ébullition, couvrez et terminez la cuisson 20 minutes à feu doux.

La valeur alimentaire : une moyenne de 310 kcal. – 14,5 g de protéines – 6,25 g de lipides – 49 g de glucides.

L'accompagnement : une salade de tomates.

Gratin de quorn

Enlevez la croûte du pain et faites tremper la mie dans l'œuf battu. Émincez finement l'oignon et les champignons frais.

Préparez une farce avec le haché de quorn, le pain trempé, le restant de l'œuf battu, l'oignon et les champignons émincés. Rectifiez l'assaisonnement.

Façonnez comme un pain de viande et mettez-le dans une terrine allant au four et dont le revêtement est antiadhésif. Coupez les tomates et les courgettes en tranches et alternez des rangées successives pour recouvrir le pain au quorn.

Recouvrez le tout avec des tranches de mozzarelle, poivrez et saupoudrez de parmesan râpé. Faites cuire le tout au four à 200° au bain-marie 45 minutes environ.

La valeur alimentaire : une moyenne de 262,4 kcal. – 27,4 g de protéines – 11,25 g de lipides – 12,9 g de glucides.

Pour 4 personnes : 250 g de haché de quorn, 150 g de champignons frais, 1 oignon, 1 œuf entier, 35 g de pain complet, 2 boules de mozzarelle, 40 g de parmesan râpé, 300 g de courgettes, 300 g de tomates, un peu de sel et du poivre noir au moulin.

Carbonnades de seitan

Coupez le seitan en cubes réguliers et faites-les revenir avec l'huile d'olive, l'ail et les tiges d'oignons émincées. Ajoutez la ratatouille de légumes à base de tomates, courgettes, aubergines, poivrons, ail, herbes de Provence, basilic, poivre et sel. Laissez mijoter une demi-heure environ et servez accompagné de riz complet ou de pâtes fraîches.

La valeur alimentaire : une moyenne de 249 kcal. par personne – 18,6 g de protéines – 8,7 g de lipides – 3,9 g de glucides.

Pour 2 personnes : 2 c. à s. d'huile d'olive, 300 g de seitan, 600 g de ratatouille de légumes Bio, 2 tiges d'oignons, 2 éclats d'ail, poivre noir au moulin.

Pour 4 personnes :
400 g de tofu, 250 g de brocolis, 250 g de champignons, 1 poivron, 250 g de poireaux, 2 c.à s. d'huile d'olive, un peu de sel et poivre noir au moulin.
Pour la marinade :
1 c.à s. de moutarde, 4 c.à s. de sauce de soja sans sucre ajouté, 3 c.à s. de jus de citron, 4 gousses d'ail haché, 1 petit piment rouge.

Tofu à la chinoise

L'accompagnement : riz basmati ou riz complet.

Préparez la marinade avec tous les ingrédients. Essuyez le tofu, coupez-le en cubes et faites-le mariner pendant 12 heures. Passé ce délai, égouttez le tofu, filtrez la marinade et réservez. Lavez et émincez les légumes et faites-les revenir dans une grande poêle avec l'huile. Ajoutez les cubes de tofu et faites-les dorer. Salez et poivrez puis ajouter la marinade filtrée. Laissez mijoter un quart d'heure puis servez accompagné de riz basmati. Faites cuire le riz comme dans la recette de base du risotto.

La valeur alimentaire : une moyenne de 227 kcal. – 16,6 g de protéines – 9 g de lipides – 36,5 g de glucides.

Pour 4 personnes :
200 g de quinoa pesé avant cuisson, 1,5 litre de bouillon de légumes Bio, une salade, 3 tomates en grappe, 80 g de cacahuètes décortiquées, 2 c.à s. d'huile d'olive de première pression à froid, 1 c.à s. de vinaigre de noix, 1 gousse d'ail, piment de Cayenne, poivre noir au moulin, coriandre fraîche.

Une salade de quinoa aux arachides

Cuisez le quinoa dans le bouillon de légumes pendant une quinzaine de minutes. Coupez les tomates en dés et épépinez-les. Lavez et effeuillez la salade. Préparez la sauce avec l'huile, le vinaigre, l'ail émincé et le piment. Salez légèrement et poivrez. Garnissez chaque assiette d'un fond de quinoa, posez quelques feuilles de salade, ajoutez les tomates et versez la sauce. Saupoudrez encore de quinoa et garnissez le centre avec les cacahuètes.

La valeur alimentaire : une moyenne de 168 kcal. – 9,7 g de protéines – 10,1 g de lipides – 32 g de glucides

Salade de mesclun au chèvre chaud

Posez le fromage de chèvre sur le toast et faites-le légèrement griller au four.
Répartissez la salade assaisonnée sur les assiettes et poser le toast chaud. Servez aussitôt.

la valeur alimentaire : une moyenne de 194,8 kcal. – 8,27 g de protéines – 11,4 g de lipides – 14,8 g de glucides.

Pour 4 personnes :
200 g de mesclun, 4 petits fromages de chèvre, 4 tranches de pain complet aux multicéréales grillées.

La sauce pour la salade :
un demi-jus de citron, 1 c.à c. de tamaris, 1 pincée d'herbes de Provence, 1 c.à c. de persil, de cerfeuil, de ciboulette, quelques gouttes de tabasco, 2 c.à s. d'huile d'olive vierge de première pression à froid.

Raclette hypocalorique

Voici quelques idées pour accompagner une raclette sans pommes de terre.

Disposez des fines rondelles de tomate dans les petites poêles, ajoutez l'origan, une pointe d'ail si vous voulez et couvrez d'une tranche de fromage.

Cassez un œuf de caille, ajoutez des lamelles de champignons, saupoudrez de fines herbes et recouvrez de fromage.

Saupoudrez la tranche de fromage de noix râpées avant de la cuire ou posez dessus deux tranches de viande des Grisons.

Servez en accompagnement une salade verte assaisonnée de vinaigrette et des tranches de tomates relevées avec du basilic frais et du persil haché.

La valeur alimentaire : une moyenne de 500 kcal. par personne.

Variante : raclette italienne : remplacez le fromage allégé par de la mozzarelle et la viande des Grisons par du jambon de Parme.

Lasagne aux brocolis et aux champignons

Faites cuire les lasagnes 15 minutes dans une casserole d'eau bouillante salée. Égouttez-les sur un torchon propre. Faites cuire à la vapeur les brocolis et les champignons découpés grossièrement.

Plongez les tomates pendant quelques minutes dans de l'eau bouillante pour faciliter leur épluchage. Égouttez-les, rafraîchissez-les et pelez-les. Réduisez-les en purée et mélangez-les au coulis de tomate.

Mélangez les brocolis, les champignons et les herbes aromatiques ciselées avec le fromage blanc.
Salez légèrement et poivrez.

Dans un plat allant au four, légèrement huilé, disposez les lasagnes et la farce en couches régulières. Nappez ensuite avec le coulis de tomate et saupoudrez de parmesan râpé. Faites cuire une trentaine de minute au four à 200 °.

La valeur alimentaire : une moyenne de 351 kcal. – 12,8 g de protéines – 9,3 g de lipides – 54 g de glucides.

Variante : une lasagne végétarienne sans pâtes. Superposez en couches des tranches d'aubergines, un lit de poivrons émincés et des tranches de tomate. Versez un filet d'huile d'olive et ajoutez du coulis du tomate pour mouiller le tout. Saupoudrez de basilic entre les couches et salez légèrement. Faites cuire au four à 200° et quand les légumes seront cuits, déposez en surface des tranches de mozzarelle, saupoudrez de parmesan râpé et faites gratiner.

Pour 2 personnes :
100 g de lasagnes, 500 g de fromage blanc demi-gras, 2 bouquets de brocolis, 125 g de champignons de Paris, 2 c.à s. de coulis de tomates, 4 tomates, 1 c.à s. d'huile d'olive, persil, basilic, ciboulette, origan, un peu de sel et de poivre noir au moulin, 40 g de parmesan râpé.

VENDREDI

LE REPAS DE MIDI

Salade de dinde froide et sa sauce au curry • Une salade au blanc de poulet grillé • ... une salade – champignons – jets de soja – blanc de poulet • Melon Galia farci au blanc de poulet • ... au blanc de dinde • Un carpaccio • Du rosbif sur canapé • ... toasts au jambon d'Ardenne • Des roulades aux asperges • Filet américain

SALADE DE DINDE FROIDE ET SA SAUCE AU CURRY

Pour une personne :

125 g de dinde froide,
un demi-jaune d'œuf,
du curry,
ciboulette hachée,
la moitié d'un pot de 125 g de yaourt nature,
salades à volonté.

Préparez la sauce au curry et conservez-la au frigo car vous n'utiliserez que la moitié pour la préparation d'un repas. Gardez l'autre moitié pour accompagner des crevettes ou des gambas grillées.

Mélangez un jaune d'œuf avec le curry, la ciboulette et le yaourt.
Dans un ravier hermétique, placez les salades, les tranches de dinde et, séparément, la sauce au curry. Mélangez le tout au moment du repas.

La valeur alimentaire : une moyenne de 276 kcal.
– 18,7 g de protéines – 19 g de lipides
– 7,4 g de glucides.

UNE SALADE AU BLANC DE POULET GRILLÉ

Tranchez les champignons en lamelles et citronnez-les. Mélangez les feuilles de salade aux

Pour une personne

125 g de blanc de poulet grillé,
salades,
champignons,
tomates cerise à volonté,
vinaigrette allégée.

tomates cerise et ajoutez les champignons frais découpés en lamelles.
Servez avec la vinaigrette et garnissez de lamelles de poulet.

La valeur alimentaire : une moyenne de 262 kcal.
– 22,4 g de protéines – 17 g de lipides
– 4,9 g de glucides.

Une variante : - Une salade - champignons - jets de soja - blanc de poulet.

Le melon Galia farci au blanc de poulet

Pour une personne :

La moitié d'un petit melon,
100 g de blanc de poulet.
4 feuilles de laitues,
4 tomates cerise,
germes de soja Bio,
1 c.à c. de mayonnaise allégée,
2 c.à c. de yaourt nature,
cerfeuil haché.

Coupez le melon en deux parties égales. Si vous voulez un plus bel effet, marquez avec un couteau pointu le contour d'un feston et suivez le trait en traversant la peau et la chair en une seule fois. Enlevez les pépins et prélevez des boules de melon. Nettoyez et lavez la laitue, réservez une feuille verte pour la garniture, détaillez le reste en lanières. Lavez les tomates. Coupez un tronçon de concombre en très fines lamelles sans l'éplucher au préalable.

Préparez la sauce : mélangez la mayonnaise allégée avec le yaourt et le cerfeuil haché. Garnissez le bord du melon avec une feuille de laitue. Versez au fond les lanières de salade et terminez par le blanc de poulet découpés en petits dés et mélangé aux tomates cerise. Disposez tout autour les rondelles de concombre et nappez de sauce.

La valeur alimentaire : une moyenne de 253,5 kcal. – 38,5 g de protéines – 3,35 g de lipides – 17,35 g de glucides.

Variante : melon farci à la dinde.

Un carpaccio

Choisissez un filet pur et dénervé et demandez à votre boucher qu'il vous le découpe en tranches très fines de l'épaisseur d'une feuille de papier. Déposez sur chaque assiette les tranches de viande bien à plat et donnez quelques tours de moulin à poivre. Pressez le jus de deux citrons, ajoutez-y l'huile d'olive et le persil haché. Répartissez ce mélange sur l'ensemble des tranches de viande et saupoudrez de copeaux de parmesan. Laissez au frais 15 minutes avant de servir accompagné de salades variées.

Pour 4 personnes :

400 g de filet de bœuf, 2 citrons, 4 c.à c. d'huile d'olive, poivre noir au moulin, 25 g de copeaux de parmesan

La valeur alimentaire : une moyenne de 261 kcal. – 18,25 g de protéines – 20 g de lipides – 2 g de glucides.

Du rosbif sur canapé

Tartinez la tranche de pain avec la moutarde, puis posez les feuilles de salade et enfin les tranches de rosbif. Ajoutez un peu de ciboulette hachée. Prenez des tomates cerise en complément.

Pour une personne :

3 tranches de pain au gluten,
à défaut 3 petites tranches d'un pain de froment complet ou multicéréales ou pain de seigle. (2 X 35 g)
100 g de filet de bœuf,
moutarde sans sucre ajouté,
ciboulette hachée,
salade,
tomates cerise.

La valeur alimentaire : une moyenne de 315 kcal. – 25 g de protéines – 15 g de lipides – 19,9 g de glucides.

Variantes :
- Toasts au jambon d'Ardennes : 75 g de jambon d'Ardenne et cornichons au vinaigre.
ou remplacez le jambon d'Ardenne par des jambons fumés italiens ou par de la viande d'autruche fumée.
- Toasts au simmenthal : 90 g de simmenthal, quelques gouttes de jus de citron, persil haché.

La valeur alimentaire : une moyenne de 125 kcal. - 13 g de protéines - 1,4 g de lipides - 13 g de glucides.

Le simmenthal se présente sous forme de bœuf en gelée dont le pourcentage de graisse est inférieur à 2 % pour un apport équivalent à 12 g de protéines. D'origine italienne, vous le trouverez plus facilement dans les magasins qui vendent ce type de spécialités.

Pour une-personne :

2 tranches de jambon à l'os,
apserges, mayonnaise, ciboulette,
persil haché.

DES ROULADES AUX ASPERGES

En dehors des asperges fraîches en saison, prenez des pointes d'asperges en conserve et égouttez-les convenablement.

Mélangez la mayonnaise allégée avec la ciboulette et le persil. Enroulez les tranches de jambon autour des asperges assaisonnées de sauce allégée.

Mettez les roulades sur un fond de salade dans une boite hermétique.

La valeur alimentaire : une moyenne de 298,8 kcal. – 21,4 g de protéines – 21 g de lipides – 5,6 g de glucides.

Pour 4 personnes :

500 g de viande de bœuf hachée (filet américain),
2 jaunes d'œufs,
2 tiges d'oignon,
1 c.à s. de câpres,
4 cornichons au vinaigre,
2 c.à c. de sauce anglaise,
quelques gouttes de tabasco,
un peu de sel et du poivre noir au moulin,
salade mixte.

FILET AMÉRICAIN APPELÉ AUSSI STEAK TARTARE

Hachez séparément l'échalote, le persil et les cornichons. Mélangez le filet américain avec les jaunes d'œufs, les câpres, les tiges d'oignon émincées, le persil et les cornichons. Salez et poivrez. Ajoutez la sauce anglaise et quelques gouttes de tabasco.

Reconstituez 4 steaks et servez-les accompagnés d'un mélange de salades mixtes.

La valeur alimentaire : une moyenne de 292 kcal. – 22,5 g de protéines – 21,75 g de lipides – 1,5 g de glucides.

LE REPAS DU SOIR

Du saumon farci et enroulé dans du jambon fumé • Des sardines en papillotes • Papillotes de maquereaux au citron • Des sardines grillées aux herbes, sauce à la diable • Carpaccio de saumon • Un gratin d'endives (ou chicons) au saumon fumé • ... de céleri • ... de poireaux • ... de fenouil • Plateau de fruits de mer • Des filets de sole au champagne • Des cannellonis au saumon fumé • Des gambas grillées à la tomate • Lotte au curry • De la lotte à la Japonaise • Du turbot au safran • Roulades de sole à la mousse • de crabe et de merlan • Une salade d'écrevisses • Langoustines au gril • ... Gambas grillées • Turbot mariné puis grillé • Moules à la bière et au céleri • Fondues de la mer

DU SAUMON FARCI ET ENROULÉ DANS DU JAMBON FUMÉ

Pour 4 personnes :

2 filets de saumon (poids moyen : 300 g), coupés épais et sans arêtes. 8 fines tranches de jambon de Cobourg fumé,

Pour la farce :
150 g de jambon cuit dégraissé, 35 g de pain blanc, 10 cl de lait demi-écrémé, 2 c.à s. de ciboulette hachée, 1 c.à s. de basilic frais haché, 1 c.à s. de persil haché, une échalote hachée, 1 c.à s. d'huile d'arachide, un peu de sel et du poivre noir au moulin

Préparez la farce : émiettez le pain dans le lait, ajoutez le jambon cuit finement haché, l'échalote, la ciboulette, le basilic et le persil. Salez et poivrez.

Assaisonnez les tranches de saumon et tartinez l'une d'elle avec la farce. Couvrez-la avec le deuxième filet et enroulez-les complètement avec les tranches de jambon cru bien dégraissé.
Ficelez le rôti avec un fil de cuisine.

Déposez le rôti dans un plat allant au four légèrement graissé. Badigeonnez-le d'une c.à s. d'huile d'arachide et couvrez d'une feuille en aluminium. Faites cuire au four à 180° pendant une trentaine de minutes. Vérifiez la cuisson et servez sans attendre le rôti que vous aurez débité en 4 tranches de même épaisseur.

La valeur alimentaire : une moyenne de 375 kcal. – 34 g de protéines – 23,8 g de lipides – 6 g de glucides.

Des sardines en papillotes

Pour 4 personnes :

8 sardines fraîches,
demandez à votre poissonnier d'enlever les arêtes,
4 tomates,
2 tiges d'oignon,
un peu de sel et du poivre noir au moulin,
1 dl de crème allégée,
persil haché,
citron,
une c.à s. d'huile d'olive.

Préparez 4 carrés de papier aluminium et huilez-les au pinceau avec un filet d'huile d'olive. Déposez au fond de chaque papillote les rondelles de tomates et les tiges émincées d'oignon. Salez, poivrez et posez simplement les sardines fraîches sans graisser davantage.

Fermez soigneusement les papillotes et faites cuire au four préchauffé à 220° pendant une dizaine de minutes.

Après cuisson, entrouvrez la papillote et laisser s'écouler le jus de cuisson dans lequel vous ajouterez une c.à s. de crème fraîche allégée. Rectifiez l'assaisonnement.

Servez avec le jus de cuisson les sardines sorties de la papillote parsemées de persil haché et garnies d'une tranche de citron.

La valeur alimentaire : une moyenne de 207 kcal. – 11,4 de protéines – 11,25 g de lipides – 6 g de glucides.

Papillotes de maquereaux au citron

Râpez les zestes de citron. Pelez-en un à vif puis découpez-le en fines rondelles. Incisez la peau des maquereaux. Salez-les et poivrez-les à l'intérieur. Glissez-y quelques brins d'aneth et 2 tranches du citron pelé à vif. Émincez les jeunes oignons. Répartissez-les sur 4 feuilles en aluminium. Déposez les maquereaux par-dessus. Arrosez de jus de citron puis ajoutez les zestes. Fermez les papillotes en roulant les bords et enfournez-les 10 minutes dans le four préchauffé à 220°. Servez avec du fenouil cuit à la vapeur.

La valeur alimentaire : une moyenne de 200 kcal. – 21 g de protéines – 12 g de lipides – 4 g de glucides.

Pour 4 personnes :
4 maquereaux nettoyés et vidés,
2 citrons non traités, 4 petits oignons nouveaux, 1 botte d'aneth,
un peu de sel et du poivre noir au moulin.

Des sardines grillées aux herbes, sauce à la diable

Dans une petite casserole, faites réduire le vinaigre avec l'échalote et le poivre jusqu'à évaporation. Ajoutez les tomates pelées, le thym et le romarin. Laissez cuire à feu doux pendant 10 minutes. Retirez les herbes et mixez le tout. Gardez la sauce au chaud. Faites griller les sardines après les avoir légèrement salées, poivrées puis saupoudrez abondamment d'herbes de Provence. Faites-les griller trois minutes de chaque côté et servez la sauce à part.

La valeur alimentaire : une moyenne de 103 kcal. – 11 g de protéines – 5 g de lipides – 3,55 g de glucides.

Pour 4 personnes :

8 sardines,
3 c.à s. d'herbes de Provence,
400 g de tomates pelées,
100 ml de vinaigre de vin aromatisé aux truffes,
2 échalotes,
1 c.à s. de thym
1 c.à s. de romarin,
un peu de sel et de poivre noir au moulin.

Carpaccio de saumon

Mettez quelques gouttes d'huile d'olive dans le jus d'un citron pressé. Versez sur les fines tranches de saumon étalées sur une assiette. Ajoutez l'aneth et les copeaux de parmesan et gardez au frais au moins 4 heures avant de servir.

Pour une personne :

100 g de carpaccio de saumon,
jus de citron,
aneth,
quelques gouttes d'huile d'olive,
25 g de copeaux de parmesan.

La valeur alimentaire : une moyenne de 233 kcal. – 27,2 g de protéines – 13,6 g de lipides – 0,5 g de glucides.

UN GRATIN DE CHICONS AU SAUMON FUMÉ

Pour 4 personnes :

8 chicons ou endives,
300 g de saumon fumé,
200 ml de lait demi-écrémé,
4 triangles de gruyère fondu maigre,
100 g de gruyère maigre râpé,
un peu de sel et de poivre noir au moulin.

Cuisez les chicons à la vapeur, égouttez-les après cuisson.

Préparez la sauce : portez le lait à ébullition, ajoutez le fromage fondu maigre que vous délayez dans la sauce.

Enroulez le saumon fumé autour des chicons. Rangez-les dans un plat à gratin et nappez de sauce puis de gruyère râpé.

Enfournez dans un four préchauffé à 200° pendant une trentaine de minutes.

La valeur alimentaire : une moyenne de 373 kcal. – 22,5 g de protéines – 10,8 g de lipides – 30,4 g de glucides.

Variantes : remplacez les chicons par des pieds de céleri, des blancs de poireaux ou du fenouil.

PLATEAU DE FRUITS DE MER

Huîtres, Saint-Jacques, crevettes, gambas, écrevisses, langoustes, bigorneau etc.
citron,
poivre noir au moulin.

Les bigorneaux servis à l'apéritif ne contiennent que 2,3 g de graisses pour 100 g.
Les crustacés et les coquillages ont une valeur alimentaire équivalente aux poissons maigres.
Les écrevisses, le homard, les langoustes pourront être grillés ou simplement cuits dans un court-bouillon.

Des filets de sole au champagne

Pour 4 personnes :

8 filets de sole,
3 échalotes hachées,
30 g de beurre,
une demi-bouteille de champagne brut,
1 dl de crème fraîche allégée,
une c.à c. de farine,
un peu de sel et de poivre.

Pliez les filets de sole en deux, aplatissez-les bien pour éviter qu'ils ne roulent à la cuisson.

Dans une casserole, faites fondre les échalotes hachées dans le beurre sans les laisser brûler puis mouillez avec le Champagne. Salez, poivrez et portez à ébullition pour y faire pocher à feu doux les filets pendant 4 minutes. Retirez les filets et gardez-les au chaud dans un plat couvert au-dessus d'une casserole d'eau bouillante.

Pendant ce temps, faites réduire de moitié le jus de cuisson. Délayez la crème fraîche allégée avec la farine et versez dans le jus réduit. Laissez épaissir à feu doux tout en continuant à fouetter le mélange. Passez au chinois. Disposez les filets de sole sur chaque assiette chauffée au préalable et nappez-les avec la sauce. Servez aussitôt.

La valeur alimentaire : une moyenne de 237 kcal. – 24,3 g de protéines – 12,8 g de lipides – 6,25 g de glucides.

L'accompagnement : pommes de terre nature cuites persillées et cressonnette.

Des cannellonis au saumon fumé

Pour 4 personnes :
8 tranches de saumon fumé, 80 g d'œufs de lompe de couleur rouge,
1 dl de crème fraîche allégée bien refroidie,
poivre noir au moulin.

Découpez des rectangles bien réguliers dans les tranches de saumon fumé. Hachez les petites chutes de saumon avec 2 c. à s. de crème fraîche.

Fouettez en chantilly le reste de crème fraîche bien refroidie depuis la veille et incorporez-y délicatement le saumon haché et les œufs de lompe.

Sur chaque rectangle de saumon fumé, étalez cette préparation et formez des roulades en forme de cannellonis et gardez-les au frais.

Servez individuellement accompagnés de salades mélangées.

La valeur alimentaire : une moyenne de 226,8 kcal. – 20,4 g de protéines – 16,2 g de lipides –

Des Gambas grillées à la tomate

Pour 4 personnes :

24 gambas,
2 c. à s. de raifort,
2 dl de coulis de tomate,
câpres.

En accompagnement : rondelles de tomate, fenouil et chou blanc râpé, feuilles de salade.

Grillez les gambas sans matière grasse sur une pierrade.

Préparez la sauce : mélangez le raifort râpé au coulis de tomate. Parsemez de câpres et servez cette sauce avec les gambas. Garnissez l'assiette de crudités.

La valeur alimentaire : une moyenne de 194 kcal. – 33,9 g de protéines – 2 g de lipides – 10,2 g de glucides.

Le raifort est une sorte de gros radis dont la racine est consommée en condiment. Il est très riche en magnésium (500 mg %), en fer (2 mg %) et en vitamines C (80 mg %).

Lotte au curry

Faites revenir en cocotte dans l'huile les 2 oignons hachés. Ajoutez les morceaux de lotte saisissez-les en surface puis retirez le poisson. Ajoutez dans la casserole 2 tomates concassées et une gousse d'ail si vous aimez. Salez légèrement et saupoudrez de curry en poudre.

Mouillez d'un demi-litre d'eau et laissez cuire une quinzaine de minutes. Remettez le poisson et poursuivez la cuisson jusqu'à ce qu'il soit cuit à point tout en gardant son moelleux.

La valeur alimentaire : une moyenne de 293 kcal. – 32,6 g de protéines – 17 g de lipides – 3,72 g de glucides.

Pour 4 personnes :

800 g de lotte,
2 oignons hachés,
2 tomates,
1 gousse d'ail,
un peu de sel et de poivre noir au moulin,
2 c.à s. de curry,
un demi-litre d'eau,
2 c.à s. d'huile d'olive.

De la lotte à la Japonaise

Faites cuire le riz pendant 20 minutes dans de l'eau bouillante salée.

Détaillez la lotte en cubes et nettoyez soigneusement les champignons que vous découperez également en morceaux.

Faites chauffer le vin blanc et le shoyou dans une grande poêle. Ajoutez la lotte et les champignons ; laissez cuire à feu vif pendant 4 ou 5 minutes. Ajoutez les germes de soja rincés à l'eau et prolongez la cuisson de 3 minutes.

Versez ensuite le riz dans la poêle et mélangez le tout délicatement.

Émincez finement les tiges d'oignons et ajoutez-les dans la préparation au dernier moment. Poivrez à votre goût et répartissez dans 4 assiettes bien chaudes. Servez immédiatement.

La valeur alimentaire : une moyenne de 297 kcal. – 34 g de protéines – 9,7 g de lipides – 18,3 g de glucides.

Pour 4 personnes :
200 g de lotte, 200 g de champignons de Paris, 300 g de pleurotes, 200 g de germes de soja, 120 g de riz complet, 2 tiges d'oignons frais. 4 c.à s. de shoyou Bio, 6 c.à s. de vin blanc sec, un peu de sel et de poivre noir au moulin.

Pour 4 personnes :
4 filets de turbot (poids moyen : 200 g), 300 ml de fumet de poisson, un verre de vin blanc sec.

La sauce :
1 jaune d'œuf,
1 c.à c. rase de moutarde, 4 filaments de safran,
150 ml de fumet de poisson,
2 c.à s. de crème fraîche allégée,
un peu de sel car le fumet est déjà salé.

Du turbot au safran

Ajoutez le fumet de poisson et le vin blanc sec à un litre d'eau et cuisez le turbot au court-bouillon ou à la vapeur pendant 4 à 5 minutes. Égouttez convenablement et gardez au chaud. Réservez 150 ml du fumet de poisson pour préparer la sauce.

Dans un poêlon placé au bain-marie, délayez le jaune d'œuf avec la moutarde et versez peu à peu le fumet encore chaud mais non bouillant. Rajoutez le safran et laisser épaissir tout en fouettant le mélange.

Rectifiez l'assaisonnement et versez la crème fraîche allégée. Stoppez la source de chaleur mais gardez le poêlon au bain-marie pour que la sauce reste encore chaude lorsque vous napperez les filets de poissons. Servez sans attendre.

Légumes d'accompagnement : un tiers de carottes, un tiers de haricots verts et un tiers de tomates.
Cuisez séparément les carottes et les haricots verts à la vapeur et lorsque les légumes seront cuits, taillez-les en biais. Découpez les petites tomates en quatre parties égales. Servez les légumes séparément ou nappez-les de sauce pour former un cordon de légumes au milieu duquel vous déposerez les filets de poisson.

La valeur alimentaire : une moyenne de 269 kcal. – 32,8 g de protéines – 14,8 g de lipides – 1 g de glucides.

Roulades de sole à la mousse de crabe et de merlan

Pour 4 personnes :

500 g de filets de sole (poids moyen : 125 g),
250 g de chair de crabe (choisissez du crabe en conserve et conservez le jus),
1 filet d'environ 150 g de merlan sans peau ni arêtes,
1 blanc d'œuf,
100 g de fromage frais demi-gras,
50 cl de fumet de poisson,
un demi-citron,
1 tomate,
1 échalote,
de la ciboulette,
4 brins de cerfeuil,
4 piques en bois.

Préparez une farce en mixant le filet de merlan, la moitié du fromage blanc et le blanc d'œuf.
À l'aide d'une spatule, mélangez-y ensuite sans les rompre, la chair et les pinces de crabe.

Aplatissez les filets de sole et étalez au-dessus la farce jusqu'au bord. Roulez-les et maintenez-les avec une pique en bois, pour qu'ils ne se défassent pas pendant la cuisson.

Faites cuire 10 minutes à la vapeur à partir de l'ébullition.
Pendant ce temps, versez dans un petit poêlon le fumet de poisson et le jus de crabe avec l'échalote hachée, le jus du demi-citron, la tomate pelée et épépinée. Faites cuire pendant 5 minutes sur feu vif.

Retirez de la source de chaleur et versez dans un bol. Mixez le tout une minute avec le fromage blanc. Ajoutez la ciboulette ciselée.

Dressez les filets de sole après les avoir découpés en trois roulades. Disposez-les en rosace, sur une assiette, entourés des légumes et de la sauce. Décorez avec des brins de cerfeuil.

La valeur alimentaire : une moyenne de 167 kcal.
– 36,2 g de protéines – 2,27 g de lipides
– 0,6 g de glucides par portion.

Une salade d'écrevisses

Faites châtrer les écrevisses par votre poissonnier. Préparez le court-bouillon et laissez-le bouillonner une vingtaine de minutes avant d'y plonger les écrevisses quelques minutes seulement.
Décortiquez celles-ci.

Pour 4 personnes :

24 écrevisses,
court bouillon :
2 litres d'eau,
2 verres de vin blanc sec,
1 carotte,
1 oignon,
1 clou de girofle,
thym et laurier,
un peu sel et du poivre noir au moulin.

Légumes d'accompagnement :
300 g de haricots verts fins,
1 cœur de chicorée frisée,
1 salade rouge de Trévise,
quelques feuilles de cresson,
40 g de truffes.
Vinaigrette allégée.

Pendant la cuisson du court-bouillon, cuisez séparément les haricots verts tout en les conservant croquants. Égouttez et rafraîchissez-les. Nettoyez les salades, ciselez la frisée et émincez la truffe.

Sur chaque assiette, disposez tous ces éléments en plaçant les écrevisses au centre. Préparez la vinaigrette allégée en veillant à ce qu'elle ne soit pas trop vinaigrée. Arrosez chaque assiette au moment de servir.

La valeur alimentaire : une moyenne de 240 kcal.
– 36,6 g de protéines – 6 g de lipides
– 9,7 g de glucides.

Langoustines au gril

Pour 4 personnes :

24 langoustines,
marinade :
le jus de 2 citrons,
2 c.à s. d'huile d'olive,
2 gousses d'ail,
poivre noir au moulin,
un peu de sel.

Mélangez le jus de citron avec l'huile d'olive et les épices. Rangez régulièrement, en couches successives, les langoustines dans un plat rectangulaire et arrosez-les de marinade.
Couvrez d'une feuille en aluminium et laissez macérer au frais pendant 3 heures, en remuant de temps en temps pour que la marinade se répartisse régulièrement. Faites griller au gril ou sur des braises douces. Les langoustines sont cuites lorsqu'elles sont bien raides.

Servez avec des tranches de citron, du persil et de la salade mélangée.

La valeur alimentaire : une moyenne de 189 kcal.
– 32,6 g de protéines – 6 g de lipides
– 1,25 g de glucides.

Variante : Gambas grillées.

Le turbot mariné puis grillé

Mélangez le jus et le zeste du citron avec l'aneth, le sel et le poivre. Versez ce mélange sur les filets de turbot et laissez mariner 30 minutes. Placez-les sur le gril pour les saisir quelques minutes de chaque côté.

Garnissez de rondelles de citron et servez sans attendre.

La valeur alimentaire : une moyenne de 142 kcal. – 32 g de protéines – 12 g de lipides – 2 g de glucides.

Pour 4 personnes :

4 filets de turbot (poids moyen : 200 g),
jus et zeste de deux citrons Bio,
2 c.à c. d'aneth fraîche,
2 c.à c. de poivre noir au moulin,
un peu de sel,
persil et citron pour la garniture.

Moules à la bière et au céleri

Nettoyez les moules. Pelez les légumes et émincez-les. Faites-les cuire quelques minutes seulement dans un minimum d'eau pour qu'ils ramollissent un peu. Mouillez de bière et portez à ébullition puis ajoutez les moules. Faites-les cuire sur feu vif en secouant la casserole de temps ; en temps et quand les moules sont ouvertes, elles sont cuites. Retirez-les et filtrez le jus de cuisson.

Remettez-les dans la casserole et ajoutez la crème fraîche allégée battue avec le jaune d'œuf.

La valeur alimentaire : une moyenne de 211, 6 kcal. – 13,8 g de protéines – 13,2 g de lipides – 9,4 g de glucides

Pour 4 personnes :

2 kg de moules,
2 oignons,
1 branche de céleri,
1 petit poireau,
2 dl de bière blonde,
sel, poivre noir au moulin.

Pour la sauce :
2 dl de crème fraîche allégée,
1 jaune d'œuf.

Fondue de la mer

Coupez les poissons en morceaux de 3 cm. Arrosez la lotte de citron et d'huile d'olive, parsemez d'aneth et placez au frais sous un film une trentaine de minutes.

Pour 6 personnes :
600 g de lotte,
400 g de filet de saumon, 400 g de filet de dorade,
3 c.à s. d'huile d'olive, 1 citron,
1 bouquet d'aneth.

Pour le fumet :
10 cl de vin blanc sec, 750 g de têtes et parures de poissons blancs, 4 échalotes, 1 bouquet garni, un peu de sel et du poivre noir au moulin.

Pour la sauce d'accompagnement :
1 jaune d'œuf,
1 c.à s. de jus de citron,
1 c.à c. de moutarde forte,
100 g de ricotta,
1 c.à s. d'œufs de lump rouges,
2 c.à s. de coulis de tomate,
tabasco,
un peu de sel et du poivre noir au moulin.

Pour le fumet, rincez les têtes et les parures de poissons, ôtez les ouïes, cassez les arêtes.

Pelez et hachez les échalotes. Mélangez-les dans un faitout avec les têtes et les arêtes, arrosez de vin et laissez évaporer. Mouillez avec 1,5 l d'eau froide, portez à ébullition en écumant. Ajoutez le bouquet garni et laissez frémir une vingtaine de minutes, salez et poivrez puis filtrez. Maintenez le fumet au chaud sur un réchaud de table.

Préparez la sauce allégée : mélangez le jaune d'œuf, la moutarde et le jus de citron. Rajoutez la ricotta. Salez légèrement et poivrez. Ajoutez le coulis de tomate, le tabasco et les œufs de lump ; servez la sauce à part. Décorez les poissons de tiges d'aneth.
Chacun fera pocher sa ration dans le fumet frémissant.

La valeur alimentaire : une moyenne de 294,6 kcal. – 40,8 g de protéines – 13,9 g de lipides – 1,6 g de glucides.

SAMEDI

LE REPAS DE MIDI

Fruits rouges et cottage cheese • Tartines et fruits de saison • Un cake à la banane • Salade à la ricotta et aux noix • ... toasts à la ricotta et aux noix • Toasts à la ricotta, basilic et tomates séchées,... et poivrons séchés

Fruits rouges et cottage cheese

Versez les fruits dans une assiette profonde et rajoutez le cottage cheese.
Ne mélangez pas les fruits et le cottage mais passez de l'un à l'autre en les dégustant.

La valeur alimentaire : une moyenne de 166 kcal.
– 14,75 g de protéines – 3,9 g de lipides
– 18 g de glucides

Pour une personne :

225 g au choix de framboises, mûres, myrtilles, groseilles rouges ou un mélange de fruits des bois.
200 g de cottage cheese.

Les variantes :
- fruits rouges et petits-Suisses maigres.
- fruits rouges et 75 ml de crème fraîche allégée fouettable.

Refroidissez la crème pendant 24 heures au réfrigérateur. Fouettez-la à vitesse moyenne ou rapide dans un récipient bien froid, sucrez légèrement avec de l'aspartame et incorporez aux fruits rouges.

La valeur alimentaire : une moyenne de 245 kcal.
– 5,2 g de protéines – 15 g de lipides –
22,3 g de glucides.

Pour une personne :
3 tranches de pain au gluten, à défaut 2 tranches d'un pain de froment complet ou multicéréales ou pain de seigle (2 x 35 g)
300 g de salade de fruits frais mélangés à du jus de citron frais sans sucre ajouté.

Tartines et fruits de saison

Au choix : poire, pomme, orange, mandarine, clémentine, kiwi, ananas, pêche, nectarine, pamplemousse, abricot, mangue, melon, fraises, framboises, mûres, groseilles rouges ou banane.

Prenez en complément, en fin de repas, un yaourt nature ou une portion de fromage allégé.

La valeur alimentaire : une moyenne de 380 kcal. – 11,6 g de protéines – 10,4 g de lipides – 60 g de glucides.

Pour une personne :
2 petites tranches d'un pain de froment complet ou multicéréales. (2 X 35 g)
une banane
un filet de lait demi-écrémé concentré non sucré.

Un croque à la banane

Garnissez la tranche de pain avec la banane découpée en rondelles. Versez un filet de lait demi-écrémé concentré non sucré. Couvrez avec la deuxième tranche de pain et passez dans l'appareil à croque-monsieur.

La valeur alimentaire : une moyenne de 216 kcal. – 7,52 g de protéines – 0,42 g de lipides – 45,8 g de glucides.

Prenez en complément, en fin de repas, un yaourt nature ou une portion de fromage allégé.

Pour 4 personnes :
300 g de ricotta,
100 g de noix concassées,
paprika,
un peu de sel et du poivre noir au moulin.

Salade à la ricotta et aux noix

Mélangez la ricotta avec les noix concassées et le paprika. Salez légèrement et poivrez

Disposez en parts égales et mettez au réfrigérateur. Accompagnez le plat d'une salade.

La valeur alimentaire : une moyenne de 286 kcal. – 10,5 g de protéines – 23,8 g de lipides – 7,5 g de glucides.

La variante : Toasts à la ricotta et aux noix.

Toasts à la ricotta, basilic et tomates séchées

Hachez finement le basilic et malaxez-le avec la ricotta.

Retirez les tomates de la marinade et épongez l'huile sur un papier absorbant.

Grillez les tranches de pain, tartinez-les avec le mélange et posez en garniture deux tomates séchées sur chaque toast.

La valeur alimentaire : une moyenne de 337,6 kcal. – 13,3 g de protéines – 16,8 g de lipides – 33,3 g de glucides.

La variante : remplacez les tomates séchées par des poivrons séchés.

Pour une personne :

3 tranches de pain au gluten,
à défaut 2 petites tranches d'un pain de froment complet ou multicéréales ou pain de seigle (2 x 35 g)
100 g de ricotta,
4 tomates séchées marinées dans de l'huile d'olive,
basilic frais.

LE REPAS DU SOIR

Pâtes fraîches à la méditerranéenne • Tagliatelles vertes aux Saint-Jacques • Des pâtes à la Provençale • Des pâtes aux tomates fraîches et basilic • Des pâtes à la bolognaise • Des pâtes au saumon fumé • Des pâtes au thon • Des pâtes aux brocolis • Du riz à l'américaine • Aubergines farcies aux légumes et au riz • ... courgettes farcies • Lasagne végétarienne • Lasagne aux épinards • Une paella • Un couscous à la volaille et aux légumes • Taboulé au poulet • Pizza

Pour 2 personnes :

Une aubergine,
2 tranches de jambon fumé,
1 oignon,
une botte de persil,
une gousse d'ail,
un peu de sel et de poivre noir au moulin,
1 poivron rouge,
1 poivron jaune,
2 tomates,
origan,
basilic frais,
2 c. à s. d'huile d'olive,
250 g pesés avant cuisson de pâtes fraîches.

Pâtes fraîches à la méditerranéenne

N'épluchez pas les aubergines mais retirez les pédoncules, lavez-les, coupez-les en deux dans le sens de la longueur et videz-les avec une petite cuillère sans percer la peau.

Tapissez-en le fond avec une tranche de jambon fumé et un émincé d'oignon, d'ail et de persil. Rectifiez l'assaisonnement.

Dans une casserole en fonte, faites chauffer l'huile et rajoutez la pulpe d'aubergine, les poivrons coupés en petits dés et les tomates pelées épépinées et concassées. Assaisonnez le tout et rajoutez de l'origan et du basilic. Posez les aubergines farcies sur ce tapis de légumes et laissez mijoter le tout.

Servez accompagné de pâtes fraîches.

La valeur alimentaire : une moyenne de 360 kcal.
– 20,8 g de protéines – 10,35 g de lipides
– 46 g de glucides.

Tagliatelles vertes aux Saint-Jacques

Pour 4 personnes :

16 noix de Saint-Jacques,
600 g de tagliatelles fraîches aux épinards,
600 g de tomates,
3 gousses d'ail,
basilic frais,
1 petit piment rouge,
2 c.à s. de persil haché,
un peu de sel et du poivre noir au moulin,
2 c.à s. d'huile d'olive.

Plongez les tomates quelques secondes dans de l'eau bouillante puis passez-les sous un jet d'eau froide, pour les peler plus facilement. Coupez-les en deux, retirez les graines avec une petite cuillère, pressez-les pour faire sortir l'eau, émincez en petits dés.

Chauffez la moitié de l'huile dans une poêle et faites-y revenir les tomates. Après quelques minutes, ajoutez le piment entier, l'ail haché, le sel et le poivre. Laissez réduire pendant quelques minutes sur feu vif puis rajoutez le basilic frais. Faites cuire les tagliatelles dans un grand volume d'eau bouillante, égouttez-les puis mélangez-les avec les tomates.

Épongez les noix de Saint-Jacques et faites-les sauter à la poêle dans le reste d'huile chaude deux minutes de chaque côté. Salez légèrement et poivrez.

Versez les tagliatelles dans un plat chaud, garnissez-les avec les noix de Saint-Jacques et parsemez de persil haché. Servez sans attendre.

La valeur alimentaire : une moyenne de 317 kcal. – 27 g de protéines – 5 g de lipides – 41 g de glucides.

Des pâtes à la Provençale

Pour 4 personnes :

300 g pesés avant cuisson de pâtes au soja Bio, 250 g de courgettes (choisissez des petites courgettes), une aubergine, 250 g de tomates, 1 gros poivron rouge, 2 échalotes, 1 c.à s. d'huile d'olive, 100 g de parmesan râpé

Coupez les deux extrémités de l'aubergine et des courgettes, lavez-les et coupez-les en cubes. Coupez le poivron en petits dés après avoir enlevé le pédoncule et les graines. Hachez finement les échalotes.

Préparez les tomates (cf. recette précédente).

Portez à ébullition 1 dl d'eau, ajoutez l'huile et les échalotes hachées. Ajoutez ensuite tous les légumes et laissez cuire à couvert à feu modéré. Après une trentaine de minutes, l'eau sera complètement évaporée.

Faites cuire les pâtes dans une grande quantité d'eau bouillante salée, égouttez-les et mélangez-les aux légumes.

Saupoudrez de parmesan râpé.

La valeur alimentaire : une moyenne de 412 kcal. – 30,2 g de protéines – 9,95 g de lipides – 50,4 g de glucides.

Pour 2 personnes :

200 g de pâtes au soja Bio pesés avant cuisson, 600 g de tomates, un peu de sel et de poivre noir, thym, laurier, feuilles de basilic,

Pâtes aux tomates fraîches et au basilic

Prenez 600 g de tomates fraîches et coupez-les en quatre. Mettez-les, avec un peu de poivre et de sel, sur feu vif pendant 10 minutes, dans une casserole avec couvercle, pour qu'elles gardent leur jus.

Retirez-les du feu, enlevez la peau avec une simple fourchette puis mixez. Rajoutez du thym, une feuille de laurier, couvrez et laissez mijoter à feu très doux pendant une heure. Si votre sauce vous semble trop liquide, enlevez le couvercle pour laisser évaporer l'eau en trop et rajoutez des feuilles de basilic frais émincé en fin de cuisson.

Entre-temps, faites cuire les pâtes dans une grande quantité d'eau bouillante salée, égouttez-les et servez-les sans attendre.

La valeur alimentaire : une moyenne de 475 kcal. par portion – 27 g de protéines – 8,2 g de lipides – 73,2 g de glucides.

Des pâtes à la bolognaise

Plongez les tomates quelques secondes dans de l'eau bouillante puis passez-les sous un jet d'eau froide pour enlever la peau plus facilement. Coupez-les en petits dés et faites-les revenir quelques minutes dans l'huile d'olive avec l'oignon émincé et la viande de bœuf. Versez le coulis de tomates, salez légèrement, poivrez, ajoutez de l'origan et du basilic et laissez mijoter au moins deux heures à feu très doux pour enlever l'acidité des tomates.

Faites cuire les pâtes dans une grande quantité d'eau bouillante salée, égouttez-les. Servez-les saupoudrées de parmesan râpé.

La valeur alimentaire : une moyenne de 486 kcal. – 29,3 g de protéines – 13,5 g de lipides – 61,9 g de glucides.
Le haché de quorn peut remplacer la viande de bœuf.

Pour 4 personnes :

300 g de pâtes au soja Bio pesés avant cuisson,
1 oignon de grosseur moyenne,
200 g de filet américain de bœuf,
400 g de tomates fraîches,
500 g de coulis de tomates,
2 c.à s. d'huile d'olive,
un peu de sel,
poivre noir au moulin,
basilic, 40 g de parmesan râpé.

Des pâtes au saumon fumé

Faites cuire les pâtes dans une grande quantité d'eau bouillante salée, égouttez-les. Émincez le saumon fumé et préchauffez la crème allégée. Versez-la directement sur les pâtes encore chaudes, ajoutez directement le saumon et saupoudrez de persil haché.
La valeur alimentaire : une moyenne de 358 kcal. – 21,3 g de protéines – 10,3 g de lipides – 45 g de glucides.

Pour 4 personnes :

300 g de pâtes au soja Bio pesés avant cuisson,
1 dl de crème fraîche allégée,
200 g de saumon fumé,
persil plat haché.

Pour 4 personnes :
300 g de pâtes au soja Bio pesés avant cuisson, 400 g de thon au naturel, 1 gousse d'ail écrasée, 2 c. à s. d'huile d'olive, 700 g de tomates pelées sans sucre ajouté, 20 olives dénoyautées, un peu de sel et de poivre noir au moulin, 1 c.à c. d'origan.

Des pâtes au thon

Faites revenir l'ail pilé quelques secondes dans l'huile d'olive, mettez les tomates pelées, épépinées et concassées, salez, poivrez, saupoudrez d'origan et de basilic, ajoutez les olives et laissez mijoter une heure à feu très doux. Ajoutez le thon émietté dans la sauce et laissez cuire encore quelques minutes.

Entre-temps, faites cuire les pâtes dans une grande quantité d'eau bouillante salée, égouttez-les et servez-les sans attendre.

La valeur alimentaire : une moyenne de 432 kcal. – 35 g de protéines – 9,25 g de lipides
52 g de glucides.

Pour 4 personnes :

300 g de pâtes au soja Bio pesés avant cuisson,
1 brocoli,
2 échalotes hachées,
2 c.à s. d'huile d'olive,
700 g de tomates pelées sans sucre ajouté,
100 g de gruyère allégé râpé.

Des pâtes aux brocolis

Faites cuire le brocoli à l'eau bouillante salée.
Égouttez-le et détachez les bouquets.
Gardez au chaud. Faites revenir les échalotes dans l'huile d'olive et ajoutez les tomates pelées, épépinées et concassées. Faites cuire une dizaine de minutes.

Faites cuire les pâtes dans une grande quantité d'eau bouillante salée, égouttez-les. Nappez avec la sauce et disposez les brocolis par-dessus.
Parsemez de gruyère râpé.

La valeur alimentaire : une moyenne de 404,6 kcal. – 21,7 g de protéines – 11 g de lipides – 54,7 g de glucides.

Du riz à l'américaine

Pour 4 personnes :
200 g de riz complet pesés avant cuisson, un demi-litre de bouillon Bio, 400 g de gambas,
150 g de jambon cuit fumé, 50 g de bacon fumé, 1 oignon, 1 poivron vert, 150 g de purée de tomates fraîches sans sucre ajouté, I c.à s. d'huile d'olive,
2 pincées de thym, persil haché.

Faites revenir à feu doux dans l'huile, l'oignon émincé et le poivron débarrassé de ses graines, de ses filaments blancs et découpé en lamelles.

Séparément, faites cuire le riz dans le bouillon pendant une dizaine de minutes. Ajoutez le jambon et le bacon découpés en fines lanières ainsi que l'oignon et le poivron revenus dans l'huile. Laissez encore cuire à couvert et à feu doux pendant une dizaine de minutes jusqu'à ce que le riz soit tendre.

Retirez du feu, ajoutez les gambas et le persil haché, mélangez et laissez reposer encore 5 minutes à couvert. Servez chaud.

La valeur alimentaire : une moyenne de 386 kcal. – 31,7 g de protéines – 9,3 g de lipides – 43,9 g de glucides.

Aubergines farcies aux légumes et au riz

Pour 2 personnes :
une aubergine,
6 tiges d'oignon,
200 g de champignons, une petite courgette, deux tomates, un poivron, origan, basilic, un peu de sel et de poivre noir au moulin, 2 c.à s. d'huile d'olive,
70 g de riz complet pesés avant cuisson, 125 g de mozzarelle.

Retirez les pédoncules. N'épluchez pas les aubergines, lavez-les et coupez-les en deux dans le sens de la longueur. Faites-les blanchir 5 minutes dans de l'eau bouillante, égouttez et laissez refroidir.

Versez l'huile d'olive dans une cocotte et faites blondir les échalotes émincées. Ajoutez les champignons coupés en lamelles, la courgette découpée en petits dés et les tomates pelées, épépinées et concassées. Assaisonnez et ajoutez l'origan et le basilic.

Faites cuire le riz séparément dans son double de volume d'eau légèrement salée.

Videz les aubergines avec une petite cuillère sans percer la peau. Pressez bien la pulpe dans vos mains pour en extraire l'eau, coupez-la en petits dés et ajoutez-la aux autres ingrédients. Mélangez le tout au riz cuit et égoutté.

Farcissez les moitiés d'aubergine avec cette préparation et recouvrez la surface avec des fines tranches de mozzarelle.

Préchauffez le four à 250° et enfournez. Servez tiède. Si les aubergines cuisent trop fort, baissez un peu la température du four et recouvrez le plat d'une feuille en aluminium en fin de cuisson.

La valeur alimentaire : 367 kcal. – 18,9 g de protéines – 16,25 g de lipides – 36,4 g de glucides.

La variante : courgette farcie.

Lasagne végétarienne

Pour une personne :

4 feuilles de pâtes.
une courgette,
un poivron,
3 tomates fraîches,
basilic frais,
origan,
un peu de sel et de poivre noir au moulin,
125 g de mozzarelle,
20 g de parmesan.

Préparez la sauce : faites mijoter à feu doux dans une cocotte la courgette découpée en tranches fines, le poivron émincé et les tomates pelées, épépinées et concassées. Ne rajoutez pas d'huile car la courgette et les tomates vont rejeter suffisamment de jus. Laissez le couvercle sur la cocotte pour qu'il ne s'évapore pas. Assaisonnez avec de l'origan et du basilic.

Faites cuire les pâtes dans un grand volume d'eau bouillante salée. Retirez-les avec une écumoire et égouttez-les sur un papier absorbant.

Prenez un plat individuel allant au four et nappez le fond de sauce. Tapissez d'une couche de lasagne, nappez de sauce et posez quelques fines tranches de mozzarelle. Renouvelez l'opération pour terminer par une couche de lasagne recouverte de sauce et saupoudrée de parmesan.

Préchauffez le four à 250° et cuisez une trentaine de minutes.

La valeur alimentaire : une moyenne de 584 kcal. – 36,2 g de protéines – 24,8 g de lipides – 54,5 g de glucides.

Variante : - lasagne aux épinards : remplacez la farce par un mélange d'épinards frais cuits et égouttés, de la feta, un œuf entier, de la crème allégée, d'un peu de sel et de poivre au moulin. Le tout saupoudré de mozzarelle râpée.

Pour 2 personnes :

8 feuilles de pâtes, 300 g égouttés après cuisson d'épinards frais, 100 g de ricotta, une petite courgette, un poivron, 3 tomates fraîches, basilic frais, origan, un peu de sel et de poivre noir au moulin, 125 g de mozzarelle.

Une paella

Pour 4 personnes :

200 g de filet de poulet, 200 g de moules, 50 g de crevettes, 100 g de calamars, 100 g de gambas, 1 poivron rouge, 1 poivron vert, 100 g de petits pois, 650 ml de bouillon de légumes Bio, 2 c.à s d'huile d'olive, quartiers de citron, deux doses de safran en poudre, un peu de sel et du poivre noir au moulin, 200 g de riz complet pesés avant cuisson.

Faites chauffez l'huile dans une poêle à fond épais pour y faire revenir les filets de poulet découpés en petits cubes. Salez légèrement, poivrez et veillez à ce qu'ils soient bien dorés sur toutes les faces.

Ajoutez-y le riz et faites-le sauter quelques minutes avant de le recouvrir avec le bouillon.

Ajoutez les poivrons découpés en petits bâtonnets, les petits pois, les calamars et le safran. Laissez mijoter le tout jusqu'à ce que le bouillon soit bien absorbé par le riz.

Déposez ensuite les gambas, les crevettes et les moules sur le riz. Couvrez et laissez cuire encore 5 minutes à feu doux jusqu'à ce que les fruits de mer soient bien cuits.

Décorez avec des quartiers de citron et servez sans attendre.

La valeur alimentaire : une moyenne de 350 kcal. – 32 g de protéines – 7 g de lipides – 40 g de glucides

Variante : remplacez les gambas par des écrevisses ou des langoustines.

Pour 4 personnes :

200 g de semoule, 250 g de blanc de dinde, 2 c. à s. d'huile d'arachide, 1 poivron rouge, 1 courgette, 1 navet, 1 branche de céleri, 2 tomates, 2 carottes, 1 petit oignon, 50 g de pois chiches, 125 ml de bouillon de légumes Bio, un peu de sel et de poivre noir au moulin, 1 c. à s. d'huile d'olive.

Un couscous à la volaille et aux légumes

Faites chauffez l'huile dans une cocotte pour y faire revenir les filets de dinde découpés en petits cubes. Salez légèrement, poivrez et veillez à ce qu'ils soient bien dorés sur toutes les faces. Ajoutez l'oignon émincé, les petits dés de navet, de carottes, de poivron et les pois chiches trempés la veille.

Ajoutez les tomates fraîches pelées et épépinées, mouillez avec le bouillon et laissez mijoter une trentaine de minutes.

Préparez la semoule : faites bouillir 250 ml d'eau salée, versez sur les grains de semoule et laissez gonfler deux minutes. Ajoutez 1 c à s d'huile d'olive et laissez gonfler. Égrenez le couscous avec une fourchette.

Remplissez de semoule des assiettes profondes individuelles et ajoutez la viande et les légumes cuisinés. Servez sans attendre.

La valeur alimentaire : une moyenne de 406 kcal. – 22,3 g de protéines – 13 g de lipides – 50 g de glucides.

Pour 4 personnes :
200 g de semoule de blé, 200 g de filet de poulet cuit, 1 poivron, 1 concombre, 4 tomates, 1 oignon, 2 c.à s. d'huile d'olive, du persil, de la menthe fraîche, un peu de sel et du poivre noir au moulin.

Taboulé au poulet

Coupez en petits dés les tomates, le poivron ainsi que le concombre préalablement épluché. Hachez l'oignon et émincez le persil et la menthe.

Versez la semoule et le jus de citron dans un grand plat, ajoutez les légumes et les herbes, laissez reposer une nuit au réfrigérateur.

Avant de servir, rectifiez l'assaisonnement, ajoutez l'huile et le filet de poulet coupé en très fines lamelles.

La valeur alimentaire : une moyenne de 356 kcal. – 15,4 g de protéines – 15 g de lipides – 40 g de glucides.

Pizza

Disposez la farine dans une terrine, creusez-y une fontaine et délayez-y la levure avec l'eau tiède. Laissez fermenter. Ajoutez le sel en pourtour et l'huile. Travaillez la pâte jusqu'à ce qu'elle s'étire facilement et ne colle plus aux doigts.

Laissez reposer encore la pâte pendant 2 heures pour qu'elle double de volume.

Divisez-la en deux, abaissez-la le plus possible pour obtenir une pâte fine et remplissez les moules huilés au préalable. Laissez reposer pendant 45 minutes, recouverts d'un essuie.

Garnissez avec le coulis de tomate, le jambon, les champignons, la mozzarelle et le parmesan râpé. Cuisez au four préchauffé pendant 15 à 20 minutes à 250°.

La valeur alimentaire : une moyenne de 495 kcal. – 28,6 g de protéines – 18,8 g de lipides – 53 g de glucides.

Les variantes : - pizza aux champignons : coulis de tomate, champignons et mozzarelle.
- pizza aux fruits de mer : coulis de tomate, calamars marinés et poivrons marinés dans de l'huile d'olive, trois ou quatre anchois, thon émietté, artichaut, mozzarelle, origan.
- pizza aux crevettes : coulis de tomate, champignons émincés, grosses crevettes, ail.
- pizza Napolitaine : coulis de tomate, anchois, champignons, quelques olives, thym, origan, mozzarelle, parmesan.

Pour 2 personnes :

grandeur : pizza « junior »,

200 g de farine de blé 0/0,
65 ml d'eau tiède,
levure de boulanger,
1 c.à s. d'huile d'olive,
1 c.à s. de sel,
coulis de tomate,
2 fines tranches de jambon maigre,
200 g de champignons,
50 g de mozzarelle,
50 g de parmesan râpé.

DIMANCHE

LE BRUNCH DU DIMANCHE MATIN

Müesli maison • Müesli prêt-à-l'emploi • crêpes à la banane

LE BRUNCH DU DIMANCHE MATIN
Profitez-en pour faire la « grasse matinée » et redécouvrez les bienfaits d'un repas consistant, riche en fibres, en vitamines et en sels minéraux. Prenez le temps de le savourer pour faire un plein d'énergie et rompez avec la monotonie.

MUESLI MAISON

La veille au soir, versez le lait et les trois quarts du lait fermenté dans un plat. Ajoutez-y le muesli nature et mélangez.

Concassez grossièrement les fruits secs à l'aide d'un hachoir électrique. Ajoutez-les au mélange précédent. Réservez au frais.

Le matin même, épluchez la pomme, puis prélevez la chair du melon. Coupez ces fruits en tranches ou en cubes. Égrainez les grappes de groseilles rouges après les avoir lavées sous un jet d'eau froide et égouttées sur un papier absorbant.

Démarrez avec un jus de fruits vitaminé suivi d'un mélange de céréales et de fruits frais et compléter votre repas avec toutes sortes de pains et un assortiment de fromages allégés ou non.

Incorporez le mélange réservé aux fruits frais. Arrosez du lait fermenté restant et dégustez sans attendre.

La valeur alimentaire : une moyenne de 476 kcal. – 20 g de protéines – 20 g de lipides – 54 g de glucides.

La variante : remplacez la pomme par une poire et le melon par des kiwis ou de l'ananas frais.
Les groseilles rouges par des framboises, des fraises ou des mûres.

Pour 4 personnes :

100 g de muesli nature,
100 g de mélange de fruits secs oléagineux (amandes, noisettes, noix, noix de cajou),
1 pomme,
un quart de melon,
6 grappes de groseilles,
un demi-litre de lait demi-écrémé,
un demi-litre de lait fermenté.

Muesli prêt à l'emploi

Mélangez le Müesli au yaourt et laissez gonfler au moins une demi-heure au frais puis ajoutez un fruit de saison découpé en petits cubes

La valeur alimentaire : une moyenne de 245 kcal.
– 14,4 g de protéines – 1,54 g de lipides
– 43,5 g de glucides.

Dans le commerce, vous trouverez des mueslis sans sucre ajouté prêt à l'emploi. Selon la marque choisie, vous pourrez lire dans la liste des ingrédients un mélange de fruits secs (raisins secs, bananes, dattes, pommes, figues, prunes, abricots, poires, pêches) et de céréales (flocons d'avoine, flocons de blé, flocons de seigle, flocons d'orge, corn flakes) et d'oléagineux (graines de soja, graines de lin, cacahuètes, graines de tournesol, noix de cajou, noisettes, amandes).
Achetez Bio.

Pour une personne :

50 g de muesli,
250 ml de yaourt maigre aux fruits sans sucre ajouté,
un fruit de saison.

Crêpes à la banane

Mélangez la farine tamisée avec le sel et le bicarbonate. Ajoutez les œufs un à un en battant, puis le lait. Écrasez les bananes en purée et incorporez-les à la pâte ainsi que les raisins secs.
Laissez reposer une heure.

Pour 6 personnes :
250 g de farine tamisée,
2 bananes bien mûres,
450 ml de lait demi-écrémé,
4 œufs,
1/2 c.à c. de bicarbonate,
30 g de raisins secs,
2 c.à s. d'huile d'arachide,
une pincée de sel fin.
Coulis de framboises :
200 g de framboises congelées,
1 c.à c. de jus de citron.

Huilez au pinceau une poêle antiadhésive et faites-la chauffer. Versez une petite louche de pâte dans la poêle chaude et faites cuire 2 minutes sur chaque face. Renouvelez l'opération en huilant légèrement la poêle à chaque nouvelle cuisson et jusqu'à épuisement de la pâte.

Dégustez vos crêpes tièdes nappées du coulis de framboises que vous obtiendrez simplement en mixant les framboises dégelées avec le jus de citron.

La valeur alimentaire : une moyenne de 12,3 g de protéines – 8,5 g de lipides – 44,9 g de glucides.

LE REPAS DU SOIR

De l'agneau grillé à l'ail et au basilic • Un filet d'agneau grillé à la menthe et au citron • L'agneau de lait au four et au romarin • Filet d'agneau sauce crème citronnée au safran • Du steak d'autruche • … steaks d'autruche sauce poivre crème • Un filet mignon sauce au vin • … aux deux moutardes • Sauté de veau marengo •Rosbif aux anchois • Pierrade

De l'agneau grillé à l'ail et au basilic

Pour 4 personnes :

8 tranches de gigot d'agneau (poids moyen : 150 g),
2 gousses d'ail,
4 tiges de basilic,
1 c.à s. d'huile d'olive,
un peu de sel et du poivre noir au moulin.

Écrasez grossièrement les gousses d'ail épluchées et malaxez-les avec le basilic haché et une pincée de sel. Réservez 4 feuilles de basilic pour la garniture. Incorporez l'huile d'olive petit à petit et mélangez convenablement.

Enduisez chaque tranches d'agneau avec ce mélange après les avoir légèrement poivrées. Grillez simplement de chaque côté et servez sans attendre, garnies d'une feuille de basilic.

La valeur alimentaire : une moyenne de 391 kcal. – 24 g de protéines – 32,5 g de lipides.

Un filet d'agneau grillé à la menthe et au citron

Pressez le citron et battez ensemble dans un bol. le jus de citron, le thym et la menthe effeuillée et ciselée. Versez sur les morceaux d'agneau et laissez macérer 30 minutes au frais. Lavez et

Pour 4 personnes :

4 filets d'agneau (poids moyen : 150 g),
un bouquet de menthe fraîche,
2 citrons,
une demi-c.à c. de brindilles de thym,
salade frisée,
600 g de chicons,
un cube de bouillon végétal Bio.

effeuillez les chicons. Émiettez un demi-cube de bouillon et faites-les cuire sans eau, à couvert plusieurs heures à feu très doux jusqu'à ce qu'ils caramélisent. Égouttez les filets d'agneau, poivrez-les et faites-les griller.

Dressez-les sur chaque assiette avec les chicons cuits et la salade frisée. Décorez avec des rondelles de citron et parsemez de menthe fraîche.

La valeur alimentaire : une moyenne de 391 kcal. – 29,8 g de protéines – 27 g de lipides – 7,22 g de glucides.

L'agneau de lait au four et au romarin

Pour 6 personnes :

1 gigot de 1 kg 600,
1 c.à s. d'huile d'olive,
1 c.à s. de romarin séché,
1 c.à s. de moutarde de Dijon,
un peu de sel et de poivre noir au moulin,
une gousse d'ail.

Glissez les éclats d'ail dans des petits fentes pratiquées dans la chair. Saupoudrez la surface du gigot d'un mélange de romarin, de poivre noir au moulin et de sel. L'enduire d'huile d'olive, puis le tartiner de moutarde. Couvrez-le d'un film alimentaire et laissez reposer au réfrigérateur pendant 5 heures au moins.
Retirez-en la viande une heure avant de la cuisiner. Faites chauffer le four à 240°. Placez le gigot sur une grille au-dessus de la lèchefrite et faites-le cuire pendant 15 minutes. Couvrez avec de l'aluminium ménager, baissez la température du four à 200° et laissez cuire encore pendant une heure tout en le badigeonnant du jus de cuisson à plusieurs reprises.
Éteignez le four et laissez reposer la viande au chaud pendant 10 minutes, porte du four entrouverte.

La valeur alimentaire : une moyenne de 203 kcal. – 26,6 g de protéines – 10,8 g de lipides.

Filets d'agneau – sauce crème citronnée relevée d'une pointe de safran

Pour 4 personnes :

600 g de filets d'agneau (poids moyen : 150 g),
1 dl et demi de vin blanc sec,
1 dl de crème allégée,
le jus de deux citrons,
1 c.à c. de poivre vert en grains,
filaments de safran,
1 c. à s. d'huile d'arachide.

Versez l'huile dans une poêle dont le revêtement est antiadhésif. Faites-y dorer les filets d'agneau et laissez cuire quelques minutes de chaque côté selon que vous aimez votre viande rosée ou à point. Salez légèrement et poivrez. Retirez la viande de la poêle et gardez-la au chaud. Déglacez la poêle avec le vin blanc sec, ajoutez le jus de citron et faites réduire de moitié. Ajoutez la crème fraîche allégée, le safran ainsi que le poivre vert en grains. Laissez mijoter une minute après avoir rectifié l'assaisonnement. Servez la viande nappée de sauce.

L'accompagnement : pointes d'asperges vertes cuites à la vapeur et cresson en garniture.

La valeur alimentaire : une moyenne de 381 kcal. – 28,7 g de protéines – 28,7 g de lipides – 2 g de glucides.

Steak d'autruche

Pour 4 personnes :

4 steaks d'autruche (poids moyen : 150 g),
1 c.à s. d'huile d'arachide,
1 dl de lait demi-écrémé concentré non sucré,
1 dl de fumet de gibier,
un peu de sel et de poivre noir au moulin.

Chauffez l'huile dans une poêle et poêlez les steaks d'autruche.

Quand la viande est saisie, salez et poivrez.

Déglacez le jus de cuisson avec le fumet de gibier et ajoutez-y le lait demi-écrémé concentré et laissez-le réduire. Rectifiez l'assaisonnement.

Disposez la viande coupée en fines tranches sur un plat et nappez-la de sauce.

La valeur alimentaire : une moyenne de 253 kcal. – 27,8 g de protéines – 12,5 g de lipides – 0,87 g de glucides

Variante : steaks d'autruche sauce poivre crème.

Pour 4 personnes :

600 g de filet de bœuf (poids moyen : 150 g),
3 échalotes émincées,
1 c.à s. d'huile d'arachide,
1 petit verre de vin rouge,
un peu de sel et de poivre noir au moulin.

Un filet mignon sauce au vin

Dans une poêle antiadhésive, faites chauffer l'huile et laissez fondre les échalotes jusqu'à ce qu'elles deviennent transparentes.
Saisissez les filets 2 minutes de chaque côté, salez et poivrez. Retirez la viande, déglacez avec le vin et laissez réduire. Nappez les filets de bœuf et servez sans attendre.

La valeur alimentaire : une moyenne de 375 kcal. – 27,5 g de protéines – 27,5 g de lipides – 4,4 g de glucides.

Variante : filet mignon à la moutarde.
Mélangez dans un bol la moutarde et le lait demi-écrémé condensé. Déglacez et laissez réduire.

Pour 6 personnes :

1 kg de noix de veau maigre,
200 g de champignons,
1 c.à s. de farine,
1 bouquet de persil,
1 dl de bouillon végétal Bio,
1 oignon,
1 dl de vin blanc sec,
3 échalotes,
1 bouquet garni,
2 tomates,
un peu de sel, du poivre de Cayenne,
3 c.à s. d'huile d'olive.

Sauté de veau Marengo

Taillez des cubes de 3 à 4 cm de côté dans le morceau de viande. Pelez, épépinez les tomates, coupez-en la chair en morceaux irréguliers. Émincez l'oignon, les échalotes, les champignons et le persil.

Faites chauffez l'huile d'olive dans une cocotte, grillez la viande sous toutes ses faces, ajoutez les légumes cités. Remuez le tout, saupoudrez de farine et laissez légèrement blondir.

Mouillez avec le bouillon et le vin blanc, ajoutez le bouquet garni, assaisonnez, laissez mijoter pendant une heure et demie environ. Après cuisson, versez la préparation dans un plat, saupoudrez de persil haché et servez immédiatement

L'accompagnement : une portion individuelle de 35 g de riz complet ou de riz sauvage pesé avant cuisson.

La valeur alimentaire : une moyenne de 406 kcal. – 35,2 g de protéines – 15 g de lipides – 32,6 g de glucides

Rosbif aux anchois

Pour 4 personnes :

600 g de rosbif,
50 g d'anchois,
40 g d'olives noires conservées dans de l'eau et du sel,
un peu de sel et de poivre noir au moulin,
1 c. à s d'huile d'olive.

légumes d'accompagnement :
500 g de tomates,
ail, persil, romarin.

Faites des incisions dans le rosbif et enfoncez-y les anchois, puis faites saisir rapidement la viande sous toutes ses faces, dans une poêle légèrement huilée. Quand la surface est bien saisie, salez légèrement et poivrez.

Enfournez le rosbif dans un four préchauffé à 200° et comptez une demi-heure de cuisson par kilo.

Avant les dix dernières minutes de cuisson, mettez tout autour du rôti, les olives dénoyautées. Entre-temps, dans un autre plat, faites cuire les tomates coupées en deux et assaisonnées d'ail pilé, de romarin ; et en fin de cuisson, de persil haché. Salez légèrement et poivrez.

La valeur alimentaire : une moyenne de 318 kcal. – 28,5 g de protéines – 18,7 g de lipides – 8,8 g de glucides.

La variante : - remplacez le rosbif par un gigot d'agneau.

Une pierrade

La pierrade est utile pour cuire avec un minimum de matière grasse de la viande ou du poisson, mais elle demande des morceaux de viande très tendres et des filets de poissons à chair plutôt ferme.
Choisissez du filet de bœuf, de veau et d'agneau ainsi que des blancs de dinde ou de poulet.

Côté poissons, choisissez des filets de saumon, de lotte, d'elbot et de thon sans oublier les gambas et les coquilles Saint-Jacques. Présentez le tout en fines tranches pour faciliter une cuisson brève. Quand la viande est cuite, trempez-la légèrement dans un fromage blanc aux fines herbes beaucoup moins gras qu'un beurre aromatisé.

Accompagnez d'une salade composée et d'une pomme de terre en pelure cuite au four ou sur le barbecue ou d'un riz complet, blé gourmet ou quinoa mélangé avec toutes sortes de légumes et d'herbes aromatiques.

Miss Calorie
Marie-Claire Colyn.

Diététicienne et nutritionniste, Miss Calorie a enseigné à des infirmières et aspirantes en nursing et fut responsable du service diététique dans un centre de diagnostic avant d'assurer ses consultations diététiques à Namur et puis enfin dans la région de Liège.
Depuis 1982, chaque samedi matin, pendant 4 ans, Miss Calorie était au rendez-vous pour les amateurs de cuisine nouvelle sur Fréquence Wallonie à la RTBF dans le cadre d'une émission Tonus produite et réalisée par Philippe Longtain. Une trace écrite des meilleures recettes tonus de Miss Calorie, co édité en 1985 par Duculot et la RTBF fut un best-seller du genre.

En 1992, elle sort son deuxième livre : Le tonus au quotidien aux éditions Duculot. Un ouvrage alliant la volonté de « gastronomiser » la diététique au désir de réussir le mieux vivre. Un conseiller toujours prêt à rencontrer les besoins particuliers et précis de tous ceux qui forment le groupe familial.
Distribué aussi en France, sous le titre : « La Méthode Miss Calorie Maigrir sans contrainte et être en forme » aux éditions du Rocher.
Traduit en néerlandais aux éditions Lannoo : « Lekker Slank » met de succesvolle Miss Calorie méthode.

Et pour les années 2000, il fallait qu'elle soit de nouveau au rendez-vous avec :
LE RÉGIME LIBÉRÉ. L'excès nuit... mais tout le reste est permis. Avoir accès à tout longtemps.

Table des recettes

O

P

Q

R

S

T

Achevé d'imprimer
le 5 avril 2002
sur les presses
de l'imprimerie Chauveheid
à Stavelot (Belgique - UEE)